評言社MIL新書

ポストコロナ時代の薬局ニューノーマル

2040年を見据えた次世代薬局・薬剤師

藤田道男
Michio FUJITA

006

評言社

はじめに

全世界で爆発的な流行を引き起こし、猛威を奮う新型コロナウイルス。2021年初頭には再び緊急事態宣言が出されるなど､依然として収束の兆しが見えない状況が続く。幸い日本では、公衆衛生概念の普及や従順な国民性などから、海外に見られるような強制的な措置がとられることなく、比較的冷静に対応できている感がある。

しかし、感染拡大とともに、わが国の医療提供体制や検査体制の問題点が浮き彫りになった。感染患者の受け入れ病床の逼迫やPCR検査体制の不備などである。また、医療機能の分化・連携の強化を目指す地域医療構想が進んでいないことも、新型コロナ感染拡大防止の対応に影響したことが指摘されている。

安倍内閣に代わって登場した菅内閣は、中央官庁や地方組織のシステムの統一化、標準化、マイナンバーカードの普及促進などのデジタル化を強力に進める方針を示している。コロナ禍がまさに長年の懸案を推し進める作用をもたらしている。

こうした政策は、ビッグデータ活用による医療の効率化、システム化を加速させるとともに、地域医療構想の実現も強力に進めることが想定される。

一方、薬局の状況はどうか。2015年の「患者のための薬局ビジョン」公表以来、「対物業務」から「対人業務」へのシフト、「服用薬の一元的・継続的管理」に象徴されるように、かかりつけ薬剤師・薬局を軸とした薬局機能の再構築が大きな課題とされてきた。しかし、現実的には変化の歩みは遅々として進まず、目に見える形には至っていないのが現状だ。

コロナ禍はそうした薬局の課題、問題点を露呈する結果を招いた。感染を恐れる患者が受診を控えたことから、処方箋患者の来局数の減少につながり、収益が悪化した。何よりも、処方箋患者以外にはコロナ対応で薬局を頼るケースは皆無に近い状況であり、ここに薬局機能の欠陥が見て取れる。

菅内閣は、オンライン診療の恒久化方針を打ち出している。電子処方箋の普及とも相まって、オンライン診療が加速度的に進めば、処方箋調剤においても「距離の利便性」を訴求する門前薬局の存在価値は減少する。

すなわち、これまでのビジネスモデルが通用しない時代に差し掛かっていることを直視すべきなのである。

薬局が目指す方向は明確である。

薬物治療におけるかかりつけ機能とともに地域生活者の健康寿命延伸に寄与する「ヘルスケアのファーストアクセスの場」としての存在価値を明確に打ち出すことである。そのためには処方箋患者に対しては「服薬期間中のフォローアップ」を通じて患者の状況を薬学的知見に基づいてモニタリングし、それを服薬指導や多職種連携に活かすことである。

こうした活動を継続することで、患者や他の医療・介護関係職種の信頼醸成をもたらし、結果として薬局調剤の意義、すなわち医薬分業の理解につながる。

同時に、地域生活者の健康サポート機能をいかに果たしていくかも重要な課題である。日常健康管理、予防、発症防止、重症化防止等々の取り組みは、保険調剤のみに依存しない薬局経営を目指すうえでも避けて通れない。何よりも国策である健康寿命延伸に貢献する。

コロナ禍はこれまでの懸案、課題を露呈すると同時に、変化のスピードを速める作用をもたらしている。薬局も同様に「あるべき姿」に向かってスピード感を持った取り組みが求められる。それが同時に薬局の再編・淘汰時代を生き残ることにつながる。

薬局に限らず、あらゆる産業は厳しい状況にあるが、コロナ禍を「ピンチをチャンスに変える」キッカケとしてほしいものである。

一般社団法人 次世代薬局研究会2025代表理事　藤田道男

目次

第3章 薬局に求められるパラダイムシフト

第4章 ドラッグストアの可能性

第5章 2025年、2040年問題を見据えた薬局・薬剤師像

第1章

新型コロナウイルス感染拡大で露呈した薬局の課題

1　患者の受診抑制が経営を直撃

我が国の感染症対策の欠陥

全世界で爆発的な流行を引き起こし、猛威を奮った新型コロナウイルス。２０２０年1月3日に中国・武漢市で原因不明の重症肺炎の集積が確認され、後に「ＣＯＶＩＤ－19」という種類の新型コロナウイルス感染症であることが判明した。野生動物由来とされているが、現段階では確定的な根拠は解明されていない。２００２年に発生した重症急性呼吸器症候群（ＳＡＲＳ）や２０１２年以降から発生している「中東呼吸器症候群（ＭＥＲＳ）」を上回る脅威となっている。

日本では、1月15日に武漢市からの帰国者の中に最初の感染が確認され、2月1日には横浜港に寄港したクルーズ船で集団感染が発覚、その後、国内感染者数の増加とともに、4月7日に東京、大阪など7都府県に緊急事態宣言が発令された。同月16日には対象を全国に拡大、5月25日に解除されたが、秋口以降、さらに増加傾向となり、年明け早々1都2府8県で再び緊急事態宣言が発令される事態となった。

そうした中、政府は感染拡大防止に努める一方、経済活動の再生との両立を図る政策を展開している。安倍首相退陣後の菅首相も基本的には前内閣の方針を踏襲する方針だが、ワクチン接種や治療薬開発も含め、感染拡大防止の戦いは続きそうだ。

新型コロナウイルスの感染拡大は、わが国の感染症対策の欠陥を浮き彫りにした。特に重症患者に対する人工呼吸器や、肺の役割を代替する体外式膜型人工肺(ECMO＝エクモ)の台数不足、医療従事者の個人用防護具(PPE)の不足が問題視され、さらに医療従事者の疲弊による人員不足を招き、医療崩壊の危機につながった。

PCR検査にしても検査能力は徐々に高まったものの、業務が過剰に集中したことで保健所機能がパンク状態となり、実施件数の増加にはつながらなかった。仮に実施件数が増えたとしても、すべての陽性患者を受け入れるだけの医療体制は整っておらず、SARSやMERSを経験しなかったツケが、今回の新型コロナウイルスで露呈した感は否めない。今後は政策決定における専門家の意見の反映、ビッグデータ活用による出口戦略等の構築のほか、迅速な対応を可能とする法整備が求められる。

受診抑制の薬局への影響

新型コロナ感染拡大に伴い、院内感染を恐れる患者が受診を控える傾向が顕著になり、医業経営に大きな打撃を与えた。

日本医師会の調査では2020年3〜5月における外来患者数は前年同期比13％減、診療所は16・5％減となった（表1）。

また、厚生労働省（以下厚労省）がまとめたレセプト請求件数（受診患者数）は、新型コロナ感染拡大が顕著になった2020年3〜5月にかけて大きく落ち込み、6〜7月にやや持ち直したものの、その後の感染拡大もあり、予断を許さない状況だ。

患者数の推移を前年同月比でみると、医科は2020年3月89・8％、4月81・0％、5月79・1％、6月89・7％、7月90・1％と推移。歯科も95・1％、76・4％、76・4％、89・9％、89・1％と5、6月の落ち込みが目立った。同様に調剤は90・8％、84・2％、81・9％、91・6％、91・2％と医療機関の受診者数の減少の影響がもろに表れた（図1）。

患者の受診動向を調査した民間のMRI・MEDIS—DCの2020年4月30日

表１　病院・診療所の 2020 年３～５月外来患者数対前年同期比

	3月	4月	5月	3～5月
病院	▲5.3	▲14.1	▲19.8	▲13.0
診療所	▲11.3	▲17.8	▲20.8	▲16.5

出典：「新型コロナウイルス感染症対応下での医業経営の状況―2019 年および 2020 年３～５月レセプト調査―」調査　2020 年７月 22 日（日本医師会）をもとに筆者作成

図１　レセプト件数（患者数）推移（前年同月比）

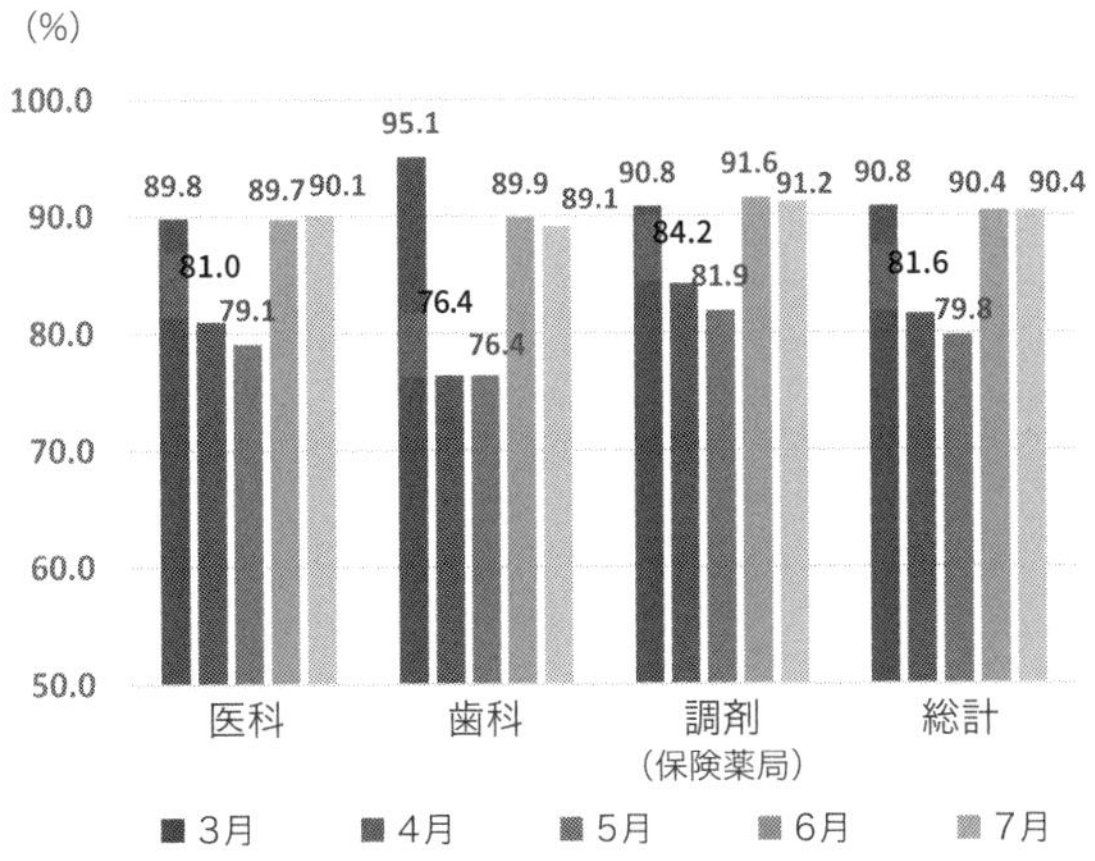

出典：第 131 回社会保障審議会医療保険部会資料「医療保険制度における新型コロナウイルス感染症の影響について」2020 年 10 月 14 日（厚生労働省）

図２　新型コロナ蔓延と受診行動（患者調査）

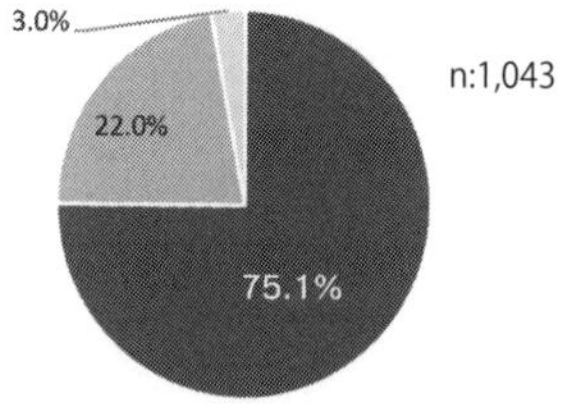

通院を続けている（75.1%）　延期もしくは中断した（22.0%）
オンライン診療で受診（3.0%）

出典：「個人の健康管理や医療機関の受診に関する意識調査」2020年4月30日（MRI・MEDIS-DC共同調査）

時点の調査（図２）によると、「受診を延期もしくは中断した」と答えた患者は22・０％、「通院を続けている」は75・１％だった。残りの３％は「オンラインで受診」だった。

　こうした患者の受診抑制は医業経営にも深刻な打撃を与えた。日本医師会が同年７月に発表した「医業経営状況等アンケート調査」（回答＝病院１３６施設、診療所５３０施設）によると、病院の外来の総点数は前年同月比で11・６％減、診療所は20・２％減だった。診療所で影響の大きかった診療科は、小児科の７割以上で総点数が前年同月比で30％以上減少。小児科及び耳鼻咽喉科では、50％以上減少した施設もあった。

　日本の薬局はドラッグストアにおける調剤併設を除き、多くが調剤特化型であり、しかも医療機関の近隣に店舗を構える門前薬局によって占められている。この形態が患者の受診抑制とリンクする形で来局者数の減少につながった。さらに医療機関では再来院までの期間を延ばすために、長期処方に切り替える事例が増加しているので、来局者数が減っているのだ。

筆者が主宰する「一般社団法人次世代薬局研究会2025」の調査では、95%の薬局で「来局患者数が減少した」と答えている。

来局者数の減少は処方箋枚数の減少とリンクしており、技術料収入に直結する。長期処方により薬剤費は増加したが、調剤報酬全体としてはマイナス基調となった。長期処方により医薬品購入費が急速に増加し、キャッシュフローが悪化するなどの現象が出ている。

この傾向は6月以降、徐々に回復しているが、新型コロナウイルス終息の兆しが見えない中、経営への影響が懸念される。事実、来局者数の減少が著しい都市部の調剤薬局の中にはパート薬剤師や契約薬剤師の「雇い止め」に踏み切る企業もあり、一時的とはいえ、薬剤師過剰の現象も出てきた。

英国の薬局は「世紀末のような忙しさ」

薬局の感染対策はスタッフ向け社内体制と患者対応が講じられた。マスク、手袋着用、防護眼鏡を用意、手洗い・消毒の徹底、体調管理チェックシートの実施等に取り組んだ。人が集まる研修会や勉強会の中止に踏み切った薬局もある。

また、患者対応としては、入り口、トイレ等へ消毒薬の設置、空間除菌噴霧器の使用、次亜塩素酸水による店内消毒、投薬台へのアクリルパーテーションの設置、非接触系体温計で検温、ソーシャルディスタンスの確保などの措置がとられた。地域生活者や患者向けのお薬相談会などのイベントの中止を余儀なくされた薬局もある。

医療提供施設として薬局が感染防止対策に万全を期すのは当然であるが、近隣の生活者や患者からの新型コロナに関する相談はほとんどなかった。この点、日本と同じような医療制度であるイギリスの薬局の事例とは正反対である。

イギリスの薬局「Ｌｌｏｙｄｓ」に勤務している日本人薬剤師の鎌田絵莉子氏は２０２０年３月から始まった1回目のロックダウン前後の薬局の状況を「世紀末のよう

な忙しさだった」と言う。普段の何倍も送られてくる電子処方箋の対応、患者や生活者からひっきりなしに入る除菌ジェルや体温計などの在庫の問い合わせ電話、さらにOTC薬（一般用医薬品）販売にも追われたからだ。

その理由は、NHS（ナショナルヘルスサービス）のもとで、全国民が登録を義務付けられている家庭医（GP）が診療を控えるケースが相次ぎ、患者や地域生活者が薬局に押し寄せたことにある。

イギリスの薬局は、調剤、リフィル処方箋対応、不使用薬剤の廃棄、健康増進活動、セルフケアのサポート、OTC薬販売がエッセンシャルサービス（必須の項目）として義務付けられている。また一定の研修を積んだ認定薬剤師のもとで使用薬剤の点検と見直し（MUR）、新処方薬に対するアドバイス、医療装具の使用見直し、ストマケアのサポート等を行うアドバンスドサービスがあり、さらに地域によって異なるものの、緊急避妊薬の処方、軽傷症状の処方（生活保護者）、予防接種などを行うエンハンスドサービスがある。

コロナ騒動では、登録している家庭医以外には自由に医療機関を受診できないために、疾病を抱えた患者が処方薬やＯＴＣ薬を求め、コロナ対策の相談に押しかけたのである。イギリス国民は普段から症状が深刻でなければ薬剤師に相談し、ＯＴＣ薬で治療することが多く、予約が要らない薬剤師は、軽度の体調不良の際に頼れる存在となっており、そのため薬局が「健康問題のファーストアクセスの場」として認識されている。薬局に人が押し寄せたのは「心配事があればまず薬局へ」という意識の表れといえる。

残念ながら、コミュニティ薬局としての〝かかりつけ化〟が進んでいない日本では、まだそこまで到達している薬局は少数だ。事実、日本の薬局にはコロナ禍にあって、処方箋患者以外は来局することがほとんどなかった。これは患者や生活者の間に、「薬局は処方箋を持参して調剤してもらうところ」と認識されており、「処方箋がないと入れない施設」になってしまっていることがある。

当然、マスクなどの品ぞろえはなされておらず、人々はドラッグストアやホームセンターに殺到した。ここに日本の薬局が抱える根本的な問題が象徴的に表れたといえる。

調剤特化型薬局の限界が露呈

１９７４年（昭和49）の医薬分業元年以降、日本の薬局はＯＴＣ薬や健康食品、日常衛生用品等を品ぞろえし、健康関連から日常生活まで幅広いニーズに対応する「よろず相談」機能を消失させてしまった。

すなわち、それまでの薬局形態から調剤以外の機能を排除し、外来の処方箋調剤のみに特化する「調剤薬局」へと変わっていったのである。

また立地もそれまでの住宅街、商店街、繁華街ではなく、医療機関の近隣に門前薬局として開局した。

医薬分業が未整備だった当時は、医療機関から院外処方箋を発行してもらうことが先決であり、患者も院外処方箋に慣れていなかったことがある。医療機関の近隣に開局することで処方医の処方傾向が把握でき、効率的な在庫管理ができるなどのメリットがある。ＯＴＣ薬やサプリメント等を扱わなかったのは、処方元の医師が調剤薬以外の使用を嫌う傾向があったこともある。

しかし、高齢社会の進行とともに、多科受診患者に対する服用薬の一元管理、日常の健康管理等の役割を果たすうえで、調剤特化の門前薬局のあり方が問われるようになってきた。

とくに複数の疾患を抱える患者の場合、患者は受診の都度、当該医療機関の門前薬局に足を運ぶことになり、その結果重複服薬や相互作用の危険性が増す。

こうした弊害を防ぐためには、かかりつけ薬局を一カ所に決めておき、どのような場合でもまずかかりつけ薬局に相談する習慣をつけておくことが重要になる。

薬局側でもあらゆる相談に応じられるよう、かかりつけ薬局としての体制整備とともに、日常の健康管理や疾病予防、発症防止等にも対応することが求められる。

イギリスの薬局に患者や生活者が殺到したのは、こうした基本的な機能を備えていることによる信頼の証であることを示している。

初診からのオンライン診療・服薬指導を時限的に容認

厚労省は、新型コロナ感染拡大防止に向け、2020年4月10日付で事務連絡（いわゆる0410通知）を発出、初診からのオンライン診療、オンライン服薬指導を容認した（表2）。

「新型コロナウイルス感染症の拡大に際しての電話や情報通信機器を用いた診療等の時限的・特例的な取扱いについて」とする医政局医事課、医薬・生活衛生局総務課連名の通知は、医療機関に対して「初診から電話や情報通信機器を用いた診療により診断や処方をして差し支えない」とし、薬局に対しても「電話や情報通信機器を用いた服薬指導」を容認した。

表2　オンライン診療・オンライン服薬指導

	本来の運用	0410通知
通信手段	・映像及び音声による情報通信機器を使用	・情報通信機器のほか電話対応も可
医療機関	・初診患者は対面診療 ・医師は一定の研修受講義務	・初診からオンライン診療容認 ・研修受講は猶予
薬局	・初回は直接の対面で行う ・オンライン診療患者対象（在宅は対面診療患者が対象） ・服薬指導計画書作成義務	・初診患者のオンライン服薬指導も可 ・対面・オンライン診療患者を問わない ・FAX による調剤可 ・服薬指導計画書不要

出典：「新型コロナウイルス感染症の拡大に際しての電話や情報通信機器を用いた診療等の時限的・特例的な取扱いについて」（厚生労働省医政局医事課及び医薬・生活衛生局総務課）をもとに筆者作成

本来のオンライン診療は、初診は対面診療が原則であり、医師がオンライン診療を行う場合には、一定の研修を受講することが要件になっている。

薬局については、改正医薬品・医療機器等の品質、有効性及び安全性の確保等に関する法律（以下薬機法）で、オンライン服薬指導を行う際は、オンライン診療を受けた患者に対して行うこと（在宅の場合は対面診療の患者が対象）になっている。その場合、薬局は患者ごとに服薬指導計画書を作成する義務がある。

０４１０通知では、医療機関に対しては初診からオンライン診療を容認し、麻薬や抗精神薬を除く処方を可能とした。

これを受けて薬局に対しても対面診療、オンライン診療に関わらず電話等によるオンライン服薬指導を容認し、ＦＡＸ処方箋も、後日処方箋原本を入手することを前提に、処方箋とみなし調剤を行うことを認めた。

この通知は、新型コロナ感染拡大防止のための時限的・特例的な措置だが、収束の気配が見えない中、当分の間の継続が決まっている。そのため、２０２０年9月から施行された改正薬機法でのオンライン服薬指導と併存する形になっている。

実際にはオンライン診療はシステム導入、患者の予約、薬局との処方箋のやり取り、医療費負担の会計処理などの費用やそれに係る手間に比べ、診療報酬上では低く設定されており、活発に利用されたとは言い難い状況にある。それは、一般にも特例的なオンライン診療、オンライン服薬指導が周知されていなかったこと、医療機関も薬局もコロナ対応に追われ、オンライン対応に手が回らないなどの事情があったと考えられる。

厚労省によると、0410対応でオンライン診療を行っている医療機関は、2020年4月時点で1万812施設、5月1万5226施設、6月1万6095施設、7月1万6202施設と徐々に増えてはいるものの、病院、診療所を合わせて17万9000施設の1割弱にとどまる。ただ、オンライン診療が診療報酬で手当てされた2018年度の実績が全体の1%だったことに比較すれば、新型コロナ感染拡大とともに増加していることがうかがえる（図3）。

一方、オンライン服薬指導の状況は、厚労省が発表した4月末から始まった薬剤交付支援事業の集計から見ると、5～6月の実績は報告薬局の処方箋枚数全体の0・51%にすぎなかった（表3）。

図3 0410対応でオンライン診療を実施している医療機関数

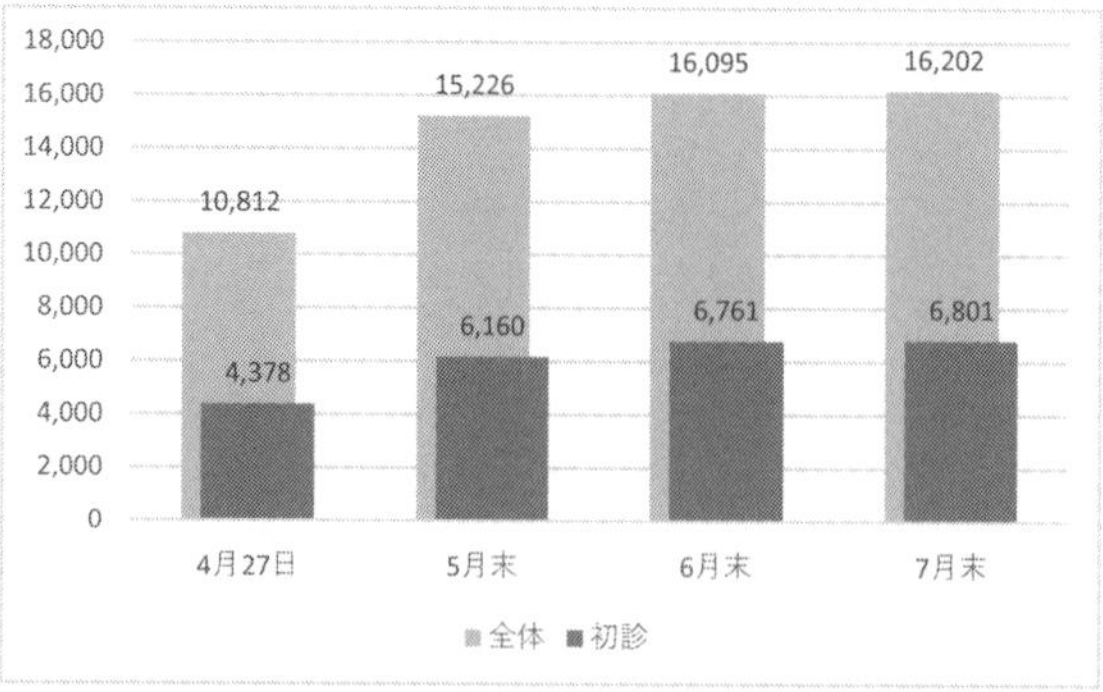

出典：「オンライン診療の適切な実施に関する指針の見直しに関する検討会資料」2020 年 8 月（厚生労働省）

表 3 電話・情報通信機器による服薬指導の実施状況割合

	薬局数	処方箋枚数	オンライン服薬指導実施回数	実施率
5 月	5,896	8,148,125	49,959	0.61%
6 月	3,364	5,107,173	18,890	0.37%
合計	6,498	13,255,298	68,849	0.51%

※「薬局における薬剤交付支援事業」において報告を受けた実施件数を集計したもの（7 月末までの報告分を集計）
出典：「参考資料 8 電話や情報通信機器による服薬指導の実施状況―薬局における薬剤交付支援事業による報告」（厚生労働省）

門前薬局の優位性が薄れたオンライン診療

新型コロナウイルスの感染拡大でオンライン診療、オンライン服薬指導は確実に普及することが予想される。

コロナ対応として時限的、特例的措置として発出された0410通知は「当分の間」延長されることが決まっているが、これとは別に、オンライン診療の恒久化に向けて2020年5月の国家戦略特区諮問会議で安倍首相（当時）が強い意欲を示したほか、後任の菅首相もかかりつけ医を念頭に置いたオンライン診療の恒久化を目指す方針を示しており、コロナ対応とは無関係に常態化する可能性は高い。

患者の立場に立てば、受診は「どこでもドア」状態となり、調剤についても同様に、自由に薬局を選択できることになる。調剤してもらう薬局は本来患者の自由意思で選べることになっているが、実際には受診した医療機関の近隣薬局、すなわち門前薬局で調剤してもらうケースが大半だ。

当然、オンライン診療、オンライン服薬指導の普及が加速すれば、これまでの薬局のビジネススタイルが一変する可能性が高い。

日本の薬局の7割以上は医療機関の門前に位置し、近隣医療機関の処方箋を一手に応需する調剤ビジネスに徹しているのが実状だ。薬局経営面から見れば極めて効率的であるが、一方では多科受診患者の多剤服用、相互作用防止のための服用薬の一元的・継続的管理のうえでは問題が多い。

厚労省は2015年に「患者のための薬局ビジョン」を公表して、「対物業務から対人業務へ」（調剤重視から患者重視）、「バラバラからひとつへ」（服用薬の一元的・継続的管理）、「立地から機能へ」（門前薬局から地域薬局への移行）などのキーワードを示し、かかりつけ薬局へのシフトを促しているが、現実的にはいまだに門前薬局が主流を占めている。

しかし、オンライン診療、オンライン服薬指導は受診行動や調剤薬の受け取りに関し、立地の優位性が解消される結果をもたらす。

先のオンライン服薬指導に関する日本薬剤師会の調査（表4）によれば、オンライン服薬指導を実施した薬局の98%が「過去に利用したことがある薬局」であることがわかっ

表４　オンライン服薬指導、過去の当該薬局利用の有無

	全体	有	無	無回答
５月	49,959	48,86 (97.8%)	1,056 (2.1%)	42 (0.1%)
６月	18,890	18,66 (98.8%)	225 (1.2%)	1 (0.0%)
合計	68,849	67,52 (98.1%)	1,281 (1.9%)	43 (9.1%)

※調査対象 189 薬局中オンライン服薬指導を行ったことがある 155 薬局の集計
出典「参考資料８ 電話や情報通信機器による服薬指導の実施状況―日本薬剤師会による調査」（厚生労働省）

ている。かかりつけ薬局を促す要因とも受け止めることができる。

また、門前ではなく地域で展開する調剤併設のドラッグストアの薬局では、０４１０通知以降、ＦＡＸ処方箋による新患が急増し、「患者の流れが変わった」との認識を示す。

2　ポストコロナ時代のニューノーマル

オンライン常態化に備えた対応が急務

新型コロナウイルス感染拡大は、日常生活や社会経済活動に多大な影響をもたらしたが、コロナ収束後にあってもコロナ禍に伴う行動変容が「ニューノーマル」として定着することが確実視されている。

テレワークの常態化、買い物行動における電子決済、オンラインビジネス、飲食店の営業形態、観光ビジネスなどあらゆる分野でニューノーマルが定着していくことが想定され、常識とされていた生活様式や経済活動のあり方が一変する可能性がある。

安倍内閣に代わって登場した菅内閣は、中央官庁や地方組織のシステムの統一化、標準化、マイナンバーカードの普及促進などのデジタル化を強力に進める方針を示している。コロナ禍が、長年の懸案を加速度的に推し進める作用をもたらした格好だ。

医療・介護の分野においては、医療保険のマイナンバーカードによるオンライン資格確認を手始めに、特定健診や薬剤情報の共有化、さらに電子処方箋の普及などを推進し、ビッグデータ活用による医療の効率化、システム化を進める方針が示されている。菅内閣はオンライン診療についても恒久化の方針を打ち出しており、不要不急の受診行動を控える傾向は今後も継続すると考えられる中、オンライン診療の普及に伴って患者は通院に係る移動距離を気にすることなく、より効率的な受診が可能になる。

これに伴い、調剤に関してもオンライン服薬指導が常態化することが考えられる。0410通知では、「電話や情報通信機器を用いた服薬指導」と、あえて電話による服薬指導も容認しているが、この時限的・特定的措置が解消された暁には、改正薬機法の規定（2020年9月施行）が適用され、「音声・画像」を用いたオンライン服薬指導が求められる。

薬局はオンライン服薬指導の本格展開に向け、情報通信機器を用いた体制整備のほか、配送体制、一部負担金や配送費の決済方法等についても早急に取り組む必要がある。

薬局の機能が変わる

従来の薬局では処方箋を応需し、薬剤を交付して終了となっていたが、2020年9月以降、薬剤交付後の「服薬期間中のフォローアップ」まで業務の範囲が拡大することになった。

コロナ関連で発出された0410通知でも、オンライン服薬指導を行った際には「薬剤交付後の服用期間中に、電話等を用いて服薬状況の把握や副作用の確認などを実施する」ことが明記されている。

改正薬剤師法では「調剤した薬剤の適正な使用のために必要があると認める場合には、当該薬剤の使用の状況を継続的かつ的確に把握し、必要な情報提供と薬学的知見に基づく指導を行わなければならない」と規定し、改正薬機法では薬局開設者に「薬剤師に継続的な把握と薬学的管理指導を行わせる」ことを義務付け、2020年9月から施行された。

0410通知はあくまでも時限的・特定的措置であるが、法律で規定された以上、コ

表５　改正薬機法、改正薬剤師法による服薬期間中のフォロー規定

薬機法第９条の３ 第5項

第一項又は前項に定める場合のほか、薬局開設者は、医師又は歯科医師から交付された処方箋により調剤された薬剤の適正な使用のため必要がある場合として厚生労働省令で定める場合には、厚生労働省令で定めるところにより、その薬局において薬剤の販売又は授与に従事する薬剤師に、その調剤した薬剤を購入し、又は譲り受けた者の当該薬剤の使用の状況を継続的かつ的確に把握させるとともに、その調剤した薬剤を購入し、又は譲り受けた者に対して必要な情報を提供させ、又は必要な薬学的知見に基づく指導を行わせなければならない。

薬剤師法第 25 条の2 第2項

薬剤師は、前項に定める場合のほか、調剤した薬剤の適正な使用のため必要があると認める場合には、患者の当該薬剤の使用の状況を継続的かつ的確に把握するとともに、患者又は現にその看護に当たっている者に対し、必要な情報を提供し、及び必要な薬学的知見に基づく指導を行わなければならない。

ロナ関連や調剤報酬上の点数の有無にかかわらず、薬局開設者の義務、薬剤師の義務として当然行うべき業務として位置づけられたことを意味しており、薬局のあり方を根本から見直す重要な規定となっている。

服薬期間中のフォローはすべての患者に対して行うのではなく、「必要と認めた場合」に限られるが、「必要かどうか」の判断は薬剤師の裁量であり、この点、薬剤師の力量が問われることになる。仮に継続的なフォローが必要であったにもかかわらずそれを見逃し、有害作用が生じた場合には、薬剤師、開設者ともに法律違反に問われることになる。

同時に改正薬機法は薬局の定義についても見直した。

旧薬機法では薬局の定義について「調剤を行う場所（医薬品販売を行う場合はその場所も含む、以下同）」と規定されていたが、改正薬機法では「調剤を行う場所」に加え「医薬品の適正な使用に必要な情報の提供及び薬学的知見に基づく指導を行う場所」を加えたのである。

表６　改正薬機法　薬局の定義

薬機法第２条の12 この法律で「薬局」とは、薬剤師が販売又は授与の目的で調剤の業務並びに薬剤及び医薬品の適正な使用に必要な情報の提供及び薬学的知見に基づく指導の業務を行う場所（その開設者が併せ行う医薬品の販売業に必要な場所を含む）をいう。 **旧薬機法第２条の12** この法律で「薬局」とは、薬剤師が販売又は授与の目的で調剤の業務を行う場所（その開設者が医薬品の販売業を併せ行う場合には、その販売業に必要な場所を含む。）をいう。

旧薬機法は調剤という対物業務を規定していたが、改正薬機法では「薬学的知見に基づく指導」と、対人業務を行う場所と位置付けた点が特筆される。

薬局の機能、薬剤師の役割としての対人業務の重要性は「患者のための薬局ビジョン」や調剤報酬上での誘導措置、あるいはあるべき論として語られてきたが、改正薬機法で規定されたことの意味は大きい。

ニューノーマルとしての薬局像

処方箋応需に有利な立地（門前）を確保し、外来調剤に特化する。薬剤師は調剤業務に専念し、ＯＴＣ薬などの物販は行わないなどの従来の形態は「保険調剤をビジネスモデルとして利用しているだけ」との批判を浴び、各界からのバッシングにつながった。分業以前の薬局は保険調剤からは疎外されていたが、ＯＴＣ薬や健康食品、化粧品、衛生用品等を扱う「よろず相談」の場所だった。薬剤師はあらゆる生活者ニーズに対応する「街の科学者」として尊敬を集めていた。

分業の進展とともに、薬局は調剤を行い、処方箋を持参する患者だけを対象とする業態に変化し、地域の生活者が身近に相談する場所ではなくなってしまった。

しかし、新型コロナ感染拡大の影響は、日常生活、社会経済活動に多大な影響を与え、人々の意識や行動のあり方を大きく変容させた。それはウィズコロナ時代あるいはポストコロナ時代にあっても継続し、さらに質的な変化をもたらすことが想定されている。いわゆる「ニューノーマル」があらゆる分野に拡大、定着していくことになる。

表7　ニューノーマルとしての薬局

	これまでの薬局	ニューノーマルとしての薬局
立地	医療機関門前	地域密着
調剤	外来調剤	服薬期間中のフォロー、在宅関与
連携	門前医療機関主体	多職種連携
薬剤師業務	調剤のみ	調剤＋ OTC 薬販売＋健康相談
物販	なし	OTC 薬、サプリメント、高齢者用食材等（薬局独自の商材）
相談	外来患者からの相談のみ	地域住民からの健康、栄養、介護相談等

ニューノーマルとしての薬局像は、これまでの負の遺産を払拭し、あるべき薬局への転換、つまり「健康問題のファーストアクセスの場」としての立場を確立することである。薬局業務はＩＴやロボットの活用、薬剤師や他スタッフの働き方や役割分担などの分野では変化があるとしても、安心安全な薬物療法の実現という根本的な部分は不変であり、そこを見誤ると薬局の本質を見失うことになりかねない。

オンライン服薬指導に関しても、アプローチの手段が変わるだけで、患者に寄り添うという点では本質的に不変だ。物理的な距離を心理的にどう補い、支えるかが重要になる。ニューノーマルとしての薬局は、調剤も含めたヘルスケアの「よろず相談」の場所として、原点回帰の必要性がいまこそ求められている（表7）。

コラム① 健康寿命延伸

人生100年時代といわれる長寿社会。もっぱらの課題は病気や要介護状態となった際の医療・介護提供体制と財政確保にあるが、それを解決する最も効果的な方法は〝元気老人〟を増やすことだ。いわゆる健康寿命延伸である。

現在は平均寿命と健康寿命の差が男性で約8年、女性で約12年。この差をなくすことが健康寿命の延伸につながる。平均寿命は亡くなった人の平均年齢ではなく、その年に生まれた0歳児がその後何年生きられるかを推計したもの。その意味では健康寿命延伸の取り組みは高齢者だけの問題ではなく、全世代共通の課題とも言える。

そこで、期待されるのが薬局における健康管理機能である。薬局は医療提供施設の中で健康人も対象とすることができる唯一の施設である。薬局が調剤業務を通じた治療だけでなく、健康の維持増進、予防、発症防止に取り組むことで社会の活性化にも貢献できる。地域の健康問題に対するファーストアクセスの場として機能できるのだ。公的資金で賄う保険調剤には限界がある。地域住民の健康の維持・増進に貢献し、感謝される存在となるチャンスは広がっている。その機能を発揮しないのは何とももったいない。

第2章

医薬分業の本質は何か

1 「調剤＝医薬分業」の誤解

薬局調剤医療費の増加が招いた分業批判

医薬分業に伴う費用である薬局調剤医療費に対する批判が依然として続いている。批判内容には大別して二つの流れがある。一つは増え続ける薬局調剤医療費が医療費全体を押し上げている、との批判。二点目は薬局調剤の質に関する批判で、医薬分業のメリットが見えないことに対する批判である。

こうした批判は、薬局調剤医療費が急速に伸びた2000年前後から目立つようになった。分業の進展とともに費用対効果や医療の質向上、患者メリット等の視点から問題視する声が強くなってきたのである。

関係者からは、「医療費増は薬局調剤医療費の伸びが原因」（日本医師会）、「（現在の業務は）調剤技術料に見合った内容なのか」（厚労省関係者）、「薬局は医師の下請けをしているだけではないか」（健康保険組合）等々の意見が相次いでいる。

表8　医療費の推移

（億円）

	2000年度（構成比：%）	2019年度（構成比：%）	伸び率（%）
総額	27.9（100）	43.6（100）	56.3
医科	21.8（78.1）	32.5（74.6）	49.1
歯科	2.5（8.9）	3.0（6.9）	11.8
調剤	2.7（9.7）	7.7（17.8）	185.2

※総額には、訪問看護医療費、入院時食事・生活医療費等も含まれる。このため、表の医科、歯科、調剤の合計は100%にならない。
出典：「医療費の動向」令和元年度、平成12年度（厚生労働省）をもとに筆者作成

２０１３年1月には朝日新聞が「調剤薬局栄えて、医療保険制度崩壊す」というコラムを掲載するなど、まさに四面楚歌の状況があった。基本的にこの構図は現在も変わっていない。

２０１９年度の医療費は43兆６０００億円、内訳は医科32兆５０００億円、歯科３兆円、調剤７兆７０００億円、訪問看護３０００億円となっている。２０００年と比べてみると、医療費全体は56・３%増で約１・６倍に増えた。

内訳を見ると、医科49・１%増、歯科20%増に対し、調剤は約2・9倍と突出している（表8）。

ただ、薬局調剤医療費の伸びは院内処方から院外処方に替わったことによる薬剤費も含まれており、単純に比較はできない。問題は薬局調剤医療費の約25%を占める

技術料1兆9000億円が費用対効果や患者メリットに見合っているかどうかである。

かつて厚労省の役人から、同様の指摘をされたことがある。社会保障担当参事官室長であった武田俊彦氏は、日本薬局学会総会の特別講演で「2010年度の調剤医療費は約6兆円。そのうち技術料が約1兆5000億円を占めている。それだけの医療費シェアを持つ以上、それに伴う保険薬局の責任も増してくることを認識していただきたい。今以上に保険料や税の形で国民に負担をお願いするには、制度自らが効率化の努力を行う必要があることを自覚していただきたい」と苦言を呈した。

武田氏の発言は、薬局経営の原資が保険料と税金からなる公的資金で賄われていることを踏まえ、医薬分業の費用対効果とそこに関わる薬局・薬剤師のあり方を根本から問い直したものである。この問いは、現在もなお突き付けられている。

分業の歴史は調剤権獲得闘争

今日の薬局調剤に対する批判には、「医薬分業とは何か」という根源的な問いかけがある。明治政府は、日本が近代国家の法体系を整備するために、当初はイギリス、次いでドイツの法制を導入したが、医師の診療と薬剤師の調剤とを分離する医薬分業の概念もこの時に導入された。医薬分業に関する法的な規定を過去から現在まで振り返ると、薬剤師の業務は「調剤」に重点が置かれ、服薬指導や交付した医薬品に対する管理責任等については全く言及がなかったことがわかる。

わが国最初の医事法制といえる1874年（明治7）公布の「医制」は「調剤は薬舗主、薬舗手代及び薬舗見習に非ざればこれを許さず」（註）、最初の薬事法制である1889年（明治22）の薬品営業並薬品取扱規則（薬律）は「薬剤師とは薬局を開設し、医師の処方箋により薬剤を調合するものをいう」、1925年（大正14）制定の旧薬剤師法では「薬剤師とは処方箋によって調剤する者をいう」と規定した。

1943年（昭和18）、戦時下で薬律、薬剤師法、売薬法が「新薬事法」に統合されたが、その中で調剤に関しては「薬剤師に非ざれば販売又は授与の目的を持って調剤を成すことを得ず」と規定した。戦後、連合国最高司令官総司令部（ＧＨＱ）の命令で、戦時体制の薬事法の全面改正を行うことになり、１９４８年（昭和23）に公布された。ここでは「薬剤師でない者は販売又は授与の目的で調剤してはならない」と規定されたが、ただし書きで「医師自らする場合はこの限りではない」とする例外規定が設けられた。１９４９年（昭和24）に至り、ＧＨＱの招聘に応じて来日した米国薬剤師協会視察団が「医薬分業の実施」を勧告した。

視察団の勧告を受け、紆余曲折の末、１９５６年（昭和31）に医薬分業法（医師法、歯科医師法、薬事法）が施行された。この中で、「薬剤師でない者は販売又は授与の目的で調剤してはならない」と規定されたが、本則のただし書きで医師の調剤に関する例外規定は温存された。勧告から公布まで7年もかかったことからわかるように、この間、国会議員を巻き込んだ医師会と薬剤師会との調剤権を巡る壮絶なせめぎ合いがあった。

先人たちの〝調剤権〟獲得闘争があって、今では分業率が70％を超えるまでに伸長したが、この間、「調剤とは何か」「医薬分業とは何か」の基本的な議論が置き去りにされてきた。このため薬局・薬剤師の意識の中に「調剤＝医薬分業」とする概念が染み付いてしまったことは否めない。薬剤師の調剤業務が「対物業務」に偏重してしまったのは、こうした法制上の規定によるところが大きい。

当時の為政者あるいは薬局関係者が、薬剤師に調剤権を取り戻すことに執着するあまり、医薬分業の意義や調剤の概念にまで思い至らなかったのは致し方なかったとも言えるが、つい最近まで調剤自体が医薬分業の目的であるかのような認識が根付いたまま推移してきたことには問題がある。

調剤の概念については、1917年（大正6）の大審院（現在の最高裁判所）が、「調剤とは一定の処方に従いて一種以上の薬品を配合し若しくは一種の薬品を使用し、特定の分量に従い特定の用法に適合する如く、特定の人の特定の疾病に対する薬剤を調製すること」と判断を下している。当時の概念で現在とは状況は異なるが、「調剤＝調製」という固定概念が最近まで色濃く残っていたのも事実である。

（註）医制では薬舗主、薬舗手代及び薬舗見習の三身分が規定された。薬舗主は薬舗（薬局開業者）、薬手代は20歳以上で試験に合格し薬舗手代免状を得た者、薬舗見習は薬舗主や薬舗手代の目の前で調剤する調剤助手的な位置づけだった。

調剤指針で調剤の概念が明確化

調剤の概念が明確に規定されたのは、2011年の「第13改訂調剤指針」が最初である。第13改訂調剤指針は「調剤の概念とは、薬剤師が専門性を活かして診断に基づいて指示された薬物療法を患者に対して個別最適化を行い実施することをいう。また、患者に薬剤を交付した後も、その後の経過の観察や結果の確認を行い、薬物療法の評価と問題を把握し、医師や患者にその内容を伝達することまでを含む」と規定した。

調剤指針は、日本薬剤師会制定の内部規範であり、法的拘束力はないが、調剤が患者に薬剤を交付した後の経過観察や結果の確認、さらには得られた情報のフィードバックまで含むとした意味は大きい。

一方、調剤の定義に対する法的整備は遅れた。一般には薬剤師の調剤権を認めた「薬剤師は、調剤、医薬品の供給その他薬事衛生をつかさどる」（薬剤師法第1条）、「薬剤師でない者は、販売又は授与の目的で調剤してはならない」（薬剤師法第19条）の条文が広く流布しており、調剤そのものの定義に関しては言及がない。

２０１３年に至り、薬剤師法の改正が行われ、従来の「情報の提供義務」に「薬学的知見に基づく指導」（第25条の２）が追加された。

続いて２０１９年の薬機法改正で、薬局の定義に「薬学的指導の場」（第２条の12）を追加したほか、開設者の義務として「薬剤師をして必要な場合の使用薬剤の継続的把握と薬学的指導を行わせる義務」（第９条の３の５）を規定し、これに合わせる形で薬剤師法改正も行われ、薬剤師の義務として「使用薬剤の継続的把握と薬学的知見に基づく指導」（第25条の2第2項）を規定した。

これにより、薬剤師の薬学的知見に基づく指導や調剤後のフォローアップが、法的にも薬剤師の義務として規定されたことになる。調剤後のフォローアップは「必要があると認めた場合」の義務ではあるが、患者情報の把握や指導等が適切にできていなかったために、患者に健康被害が起こった場合などには、薬局や薬剤師の責任が問われることになる。

2　政策誘導に依存した医薬分業

薬価差解消が分業推進の原動力

医師の処方箋料が5倍に引き上げられ、後に分業元年と称された1974年以降、厚生省（当時）はさまざまな政策を打ち出し、医療機関からの処方箋発行を促した。

当時は、東大病院など一部の医療機関が処方箋を発行していただけであり、大部分の薬局は医療用医薬品から疎外され、ＯＴＣ薬や化粧品、衛生雑貨等の販売で生計を立てていた。そのため、厚生省は「医薬分業指導者講習会」「医薬分業モデル地区事業」「医薬分業基盤整備事業」「処方せん発行国立病院モデル事業」等々の補助事業を毎年のように実施し、処方箋受け入れのための基盤づくりに取り組んだ。

また、薬剤師の職能団体である日本薬剤師会も「分業緊急実施計画」「緊急計画以後の計画」などを立案して、受け入れ態勢の整備に努めた。

分業元年当時は、薬局の受け入れ体制を整備するのが先決で、手書き処方箋の判読、調剤用医薬品の確保、調剤技術の研修などあらゆる面で手探り状態だった。処方箋通りに調剤することが精一杯であり、これが「調剤＝医薬分業」の背景でもある。

今日、医薬分業を巡る環境は大きく変わってきたが、当時の認識から抜け出せない薬局・薬剤師が少なからず存在している。ここに大きな問題があると言える。

医薬分業の目的は、「医」と「薬」の分離によって効率的で適正な薬物療法の実現と医薬品の適正使用によって医療の質向上と効率化を促すことにあるが、一方では医療機関が薬剤費で収益を稼ぐ仕組みを転換させることでもある。

当時は医薬品の納入価と保険償還の価格である薬価との間には大きなかい離があり、いわゆる薬価差解消が課題となっていた。医療機関は薬を使えば使うほど儲かる仕組みであり、このことが〝クスリ漬け〟医療の批判を招いていた。

このため、厚労省は1981年（昭和56）と1984年（昭和59）の二度にわたり、大幅な薬価引き下げを実施するとともに、薬価の算定方式を、より実勢取引価格に近い形に改めるなどの政策に転換した。薬価制度に関しては医療費削減の狙いもあり、今日までさまざまな改革が行われている。

表9　調剤等に関わる制度改正の変遷

医制（1874年）	調剤は薬舗主、薬舗手代及び薬舗見習に非ざればこれを許さず
薬律（1889年）	薬剤師とは薬局を開設し医師の処方箋に拠り薬剤を調合する者をいう
旧薬剤師法（1925年）	薬剤師は処方箋によって調剤する者をいう
戦時下での薬事法制定（1943年）	薬律、売薬法、薬剤師法を薬事法に吸収　薬剤師に非ざれば販売又は授与の目的を持って調剤を成すことを得ず
米薬剤師協会使節団来日（1949年）	医薬分業の完全実施を勧告
医薬分業法施行（1956年）	医師法、歯科医師法、薬事法改正、薬剤師の調剤応需
新薬剤師法（1960年）薬事法から分離	薬剤師は、調剤、医薬品の供給その他薬事衛生を掌ることによって…
分業元年（1974年）	処方箋料を5倍に（10点→50点）引き上げ
医療法改正（1992年）	薬剤師が「医療の担い手」に
薬事法改正（1996年）	薬剤師に調剤した薬剤についての情報提供義務を課す
医療法改正（2006年）	薬局が「医療提供施設」に 薬学教育6年制へ移行
第13改訂調剤指針（2011年）	調剤の概念に薬剤交付後のフォローアップを規定
薬事法を医薬品、医療機器等の品質、有効性及び安全性の確保等に関する法律（略称：医薬品医療機器等法、薬機法）に名称変更（2014年）	OTC薬ネット販売解禁、要指導医薬品制度、薬局機能情報提供制度
改正薬剤師法（2014年）	薬剤師の薬学的知見に基づく指導を義務化
患者のための薬局ビジョン（2015年）	調剤業務の「対物」から「対人」への移行を促す
健康サポート薬局（2015年）	かかりつけ＋健康サポート機能
改正薬機法（2019年）	薬局の定義を「薬学的指導の場」に追加（2020年9月施行）
改正薬剤師法（2019年）	「服薬期間中のフォローアップ」義務化（2020年9月施行）

利便性・効率性優先がつまずきの原因

日本の医薬分業が特異な発展過程を辿ったのは、門前薬局での処方箋受け入れが主流となったことにある。当該医療機関との良好な関係を保ち、受診患者の処方箋を一手に引き受けるが、処方傾向も把握できるため、在庫負担が少なく、極めて効率的な運営ができる。

こうした形態の薬局は、分業元年（1974年）を契機に、1980～90年代にかけて各地に登場した。

当時は、医療機関側に院外処方箋発行の経験が少なかったために、処方医との良好な関係を築いて処方箋の発行を促す（依頼する）意図があった。

そのため、一時期は医療機関に便宜を図ったり、リベートを供与したりするなどの不正常な形態もあった。

また、患者側も薬局で調剤してもらう習慣がなかったために、医療機関の近隣で調剤してもらうほうが何かと便利という意識もあったことは否めない。

こうした門前薬局ではOTC薬などの物販部門はほとんど扱わないか、形式だけの少量の扱いにとどまる。

OTC薬などを扱わないのは、近隣医療機関が処方薬以外の医薬品を扱うことを嫌う傾向があったためである。

また、薬局側でもOTC薬等で生計を立てている旧来の薬局との差別化を図る意味で積極的に〝調剤薬局〟の名称を用いる傾向が強かった。

分業元年以降の初期の段階では、医療機関から処方箋発行を促す、患者に慣れてもらう、薬局の処方箋応需体制を整備するなどの背景があり、ある程度はやむを得ない。しかし、こうした形態が今日まで継続していることが問題視されている。

厚労省の調査によれば、医療モールや敷地内薬局も含めた門前薬局は薬局全体数の70％を超えており、面分業のいわゆる地域薬局は25％に過ぎない（図4）。

患者が受診の都度、門前薬局で処方薬を受け取ることになれば、多科受診による重複投薬や相互作用のチェックなどの服用薬の一元管理が難しくなる。

診断・治療と調剤が当該医療機関と門前薬局の間でしか行われていないとすれば、多

図４　薬局の立地

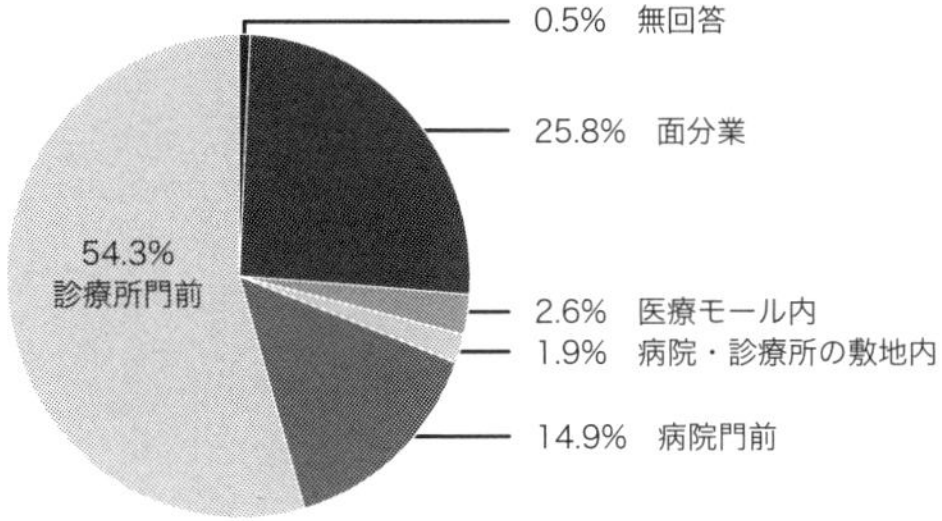

出典：「かかりつけ薬剤師・薬局に関する調査報告書」2019年３月（厚生労働省）をもとに作成

剤服用による有害事象（ポリファーマシー）発生防止、それに伴う医療費抑制効果、さらには多職種連携などによる情報共有化など、医薬分業のメリットが享受できないばかりか、分業そのものの意義が失われる懸念もある。

処方箋発行促進から質的向上への転換

調剤報酬の推移を見ると、初期の分業誘導策から、次第に薬物療法の質の向上に視点を移していく傾向が見て取れる。

分業元年以前の調剤報酬は調剤基本料、調剤料、薬剤料からなっていたが、薬学管理料に相当する特掲技術料が新設されたのが1983年（昭和58）であり、現在では調剤業務の一環として定着した薬歴管理料は1986年（昭和61）に初めて評価された。

その後、患者のための薬局ビジョンが公表された翌年の2016年に、かかりつけ薬剤師指導料が新設されるなど、次第に調剤業務の評価は対人業務に移っていく。2020年には調剤料の日数倍制（14日分以下）が定額制に変わるなど、対物業務中心の調剤（調製）の評価は今後も下げられる見通しだ。

表 10　調剤報酬の推移（主な項目）

年	調剤報酬	同時期の主な出来事
1943	調剤料、加算（劇薬・毒薬等）、薬価で構成	戦時体制下で薬律改正、薬事法制定
1972	調剤基本料（新設８点）	
1974	分業元年、処方箋料 10 点から 50 点へ	第 1 次オイルショック（1973 〜）
1983	特掲技術料新設（投薬特別指導料）	1981 年 薬価 18.6%下げ 1984 年 薬価 16.6%下げ
1986	特掲技術料に薬歴管理料新設	1986 年 病院薬剤師の 100 点業務
1990	基本料に「基準調剤加算」新設	1992 年 薬剤師が「医療の担い手」に
1994	訪問薬剤管理指導料新設	1995 年 阪神・淡路大震災
1996	特掲技術料が指導管理料に基本料が５区分に	
2002	後発薬調剤加算新設 居宅療養管理指導新設	2000 年 介護保険スタート
2004	指導管理料が薬学管理料に、長期投薬の分割調剤	
2008	GE の分割調剤 GE 調剤体制加算新設	2006 年 薬学教育 6 年制 薬局が「医療提供施設」に
2016	かかりつけ薬剤師指導料新設	
2018	基準調剤加算が地域支援体制加算に	
2020	調剤料の日数倍制廃止、オンライン服薬指導、特定薬剤管理指導加算、調剤後薬剤管理指導加算、吸入薬指導加算、経管投薬支援料など新設	新型コロナウイルス感染症が世界的に蔓延

行政主導の「患者のための薬局ビジョン」

「患者のための薬局ビジョン」は、規制改革会議の公開ディスカッション（15年3月）で医薬分業の費用対効果が問題視されたこと、折から一部薬局における薬歴未記載や無資格調剤が発覚したことなど、薬局や調剤業務のあり方が問題視されたことを受け、経済財政諮問会議（15年5月）において、塩崎恭久厚労大臣（当時）が「医薬分業の原点に立ち返り、5万7000の薬局を患者本位のかかりつけ薬局に再編するため、年内に『患者のための薬局ビジョン』を策定する」旨を表明したことがきっかけであった。

また、「経済財政運営と改革の基本方針2015」（15年6月30日閣議決定）においても、かかりつけ薬局の推進のため、薬局全体の改革について検討することが明記された。

薬局ビジョンは、本来の医薬分業の姿、薬局が取り組むべき課題を詳細に取り上げ、2016年、2018年、さらに2020年の調剤報酬改定にも反映されるなど、今後の薬局のあるべき姿が描かれており、全国の薬局が目指すべき方向と位置付けられている。

しかし、薬局ビジョンはあくまで「官主導」でまとめられたものであり、薬局業界が自主的にまとめたものではないことに違和感がある。

薬局は公的資金である医療保険財政に依存しているとはいえ、純然たる民間企業であり、本来そのあり方は当事者たる薬局自身が決めるべきものである。

薬局ビジョンに限らず、分業推進にしても業界の自主性というよりは行政依存で推移しており、こうした体質が薬局業界に蔓延していることに根本的な問題があるのではないか。

「患者のための薬局ビジョン」が描く医薬分業

薬局ビジョンは、患者本位の医薬分業の実現に向けて、かかりつけ薬剤師・薬局の今後の姿を明らかにするとともに、団塊の世代が後期高齢者（75歳以上）になる2025年、さらに10年後の2035年に向けて、中長期的視野に立って、現在の薬局をかかりつけ薬局に再編する道筋を提示するものである。

薬局ビジョンはあえて「患者のための」と断っている。それは薬局ビジョンが「患者・住民にとって真に必要な薬局の機能を明らかにする」ものであるとともに、医薬分業が本来目指す「患者・住民が医薬品、薬物療法等に関して安心して相談でき、患者ごとに最適な薬物療法を受けられるような薬局のあり方を明示する」ということである。

薬局ビジョンを貫く基本姿勢は、①立地から機能へ、②対物業務から対人業務へ、③バラバラからひとつへ、の3点に集約される。

つまり、門前主体の薬局から地域に根差した本来の機能を果たすこと、薬中心の薬剤師業務を患者中心の業務に転換すること、患者が服用しているすべての医薬品を1カ所

表11　医薬分業で期待される効果

○服用歴や現在服用中の全ての薬剤に関する情報等を一元的・継続的に把握し、次のような処方内容のチェックを受けられる ・複数診療科を受診した場合でも、多剤・重複投薬等や相互作用が防止される ・薬の副作用や期待される効果の継続的な確認を受けられる ○在宅で療養する患者も、行き届いた薬学的管理が受けられる ○過去の服薬情報等が分かる薬剤師が相談に乗ってくれる。また、薬について不安なことができた場合には、いつでも電話等で相談できる ○かかりつけ薬剤師からの丁寧な説明により、薬への理解が深まり、飲み忘れ、飲み残しが防止される。これにより、残薬が解消される、など

出典：「患者のための薬局ビジョン概要」（厚生労働省）より抜粋

（かかりつけ薬局）に決めて、一元的継続的管理を行うことである。

これらは、現状の薬局の姿の裏返しの関係にあることに留意する必要がある。もちろん、この基本姿勢に則って実践している地域薬局も存在するが、少数にとどまる。あるべき薬局像に向かって、業界の自主的な取り組みを待つ時間的な余裕がない状況下で、あえて行政主導で薬局のあり方を変えていくという強い姿勢が窺える。

増えない「健康サポート薬局」

「健康サポート薬局」制度の成り立ちも、患者のための薬局ビジョンとほぼ同様の経緯から始まった。

日本再興戦略2013の閣議決定で「薬局を地域密着の健康情報拠点にする」との文言が盛り込まれ、日本再興戦略2014では「2015年度中に充実した設備などを有する薬局を住民に公表する仕組みを検討」と明記されたことを受けて、厚労省内に検討会が設けられ、2015年9月に公表された。

薬局ビジョンは厚労省による作成であり、健康サポート薬局は外部有識者による取りまとめであるが、所管部署が同じということもあり、両者の間にはほとんど齟齬はない。健康サポート薬局が薬局ビジョンで謳う「かかりつけ機能」に加え、要指導医薬品等、衛生材料、介護用品等の取り扱い、健康サポートの取り組みを付加した内容だ。

ここでいう「健康サポートの取り組み」とは、薬の相談会、禁煙指導、情報発信等を通じた「医薬品等の安全かつ適正な使用に関する助言」「健康の維持・増進に関する相談を幅広く受け付け、必要に応じ、かかりつけ医をはじめ適切な専門種や関係機関に紹介」「地域住民の健康サポートを積極的かつ具体的に実施」などを指す。

健康サポート薬局制度は２０１６年10月から届出制度が開始され、かかりつけ機能プラス健康サポート機能を有する薬局として薬局機能情報提供制度に基づいて告知できるようになった。

地域生活者に対する薬局機能のアピール、さらには調剤一辺倒薬局からの脱却を目指すうえでも意義ある制度ではあるが、届出自体は全国で２２４７薬局（２０２０年9月末時点）に過ぎない。

同制度は、ＨＰ等で健康サポート薬局の届出をした薬局として告知できるだけであり、調剤報酬上のメリットもないことが、消極的な対応にとどまっている要因と見られる。

コラム② 〝かかりつけ〟を考える

政府は初診からのオンライン診療の恒久化に向けて、その前提として〝かかりつけ医〟に限定して認める方向で検討を開始した。かかりつけ医とは、病気になった時や健康に不安があるときに、すぐに相談できる一番身近な医者のこと。

かかりつけ医という用語は以前から使われているが、身近にかかりつけ医はどれほど存在しているのだろうか。2017年の日医総研の調査では、かかりつけ医を持っている人の割合は56％。また2019年の内閣府の世論調査では52％だった。

かかりつけ薬局（薬剤師）に関しては、2018年の厚労省「かかりつけ薬剤師・薬局に関する調査」によれば、調剤してもらう薬局を1カ所に決めている人の割合は57％だった。かかりつけ医、かかりつけ薬局を持っている人の割合を多いと見るか、少ないと見るかは分かれるところだ。

将来的に、かかりつけ医やかかりつけ薬局への登録を制度化すれば、開業医や薬局も質的競争になり、レベルアップにつながるのではないだろうか。

第3章

薬局に求められるパラダイムシフト

1　求められる調剤業務の深化

制度部会で分業の現状に批判続出

薬局の定義を「調剤を行う場」に加え、「薬学的指導を行う場」に位置づけ、薬剤師の「服薬期間中のフォローアップ」等を義務付けた改正薬機法、改正薬剤師法が2019年12月に公布され、2020年9月から一部が施行された。

法改正の議論の過程では、医薬分業のあり方そのものについても話し合われ、関係法のほかに、医薬分業について別枠で意見が取りまとめられた。

本来の法改正に関するものとは別に、こうした議論が行われたことは極めて異例と言える。法改正の議論を行ったのは厚労省の諮問機関である厚生科学審議会医薬品医療機器制度部会であるが、この部会委員には医師会、歯科医師会、薬剤師会など三師会のほか、大学関係者、製薬企業・医薬品卸、患者、消費者代表など各界から多様な人材がそろった。それだけに、現状の医薬分業のあり方に対する各界の問題意識が根深いことを物語る。

その内容の一端は以下の通りである。

医薬分業の今後のあり方について

（平成30年12月25日厚生科学審議会
医薬品医療機器制度部会）

医薬分業により、医療機関では医師が自由に処方できることや医薬品の在庫負担がないことに加え、複数の医療機関を受診している患者について重複投薬・相互作用や残薬の確認をすることで、患者の安全につながっているという指摘がある一方で、現在の医薬分業は、政策誘導をした結果の形式的な分業であって、多くの薬剤師・薬局において本来の機能を果たせておらず、医薬分業のメリットを患者も他の職種も実感できていないという指摘や、単純に薬剤の調製などの対物中心の業務を行うだけで業が成り立っており、多くの薬剤師・薬局が患者や他の職種から意義を理解されていないという危機感がないという指摘、さらには、薬剤師のあり方を見直せば医薬分業があるべき姿になるとは限らず、この際院内調剤の評価を見直し、院内処方へ一定の回帰を考えるべきであるという指摘があった。このことは関係者により重く受け止められるべきである。

上記の取りまとめにもあるように、『現在の医薬分業が単なる薬剤の調製行為を行うだけで業が成り立っている』との指摘は、大方の識者の意見となっている。分業元年から40数年たった今日でも、対物中心の調剤業務に終始している状況を物語る。

また、「院内回帰を考えるべき」との意見に至っては、このまま分業を続けていても患者メリットや医療の質向上に寄与しないとの突き放した印象すら受ける。

こうした懸念や批判を払拭するために医薬分業の本分に立ち返った取り組みが求められているのは言うまでもない。

受付時の「先確認」は薬剤師の義務

患者メリットや医療の質向上、さらには医療費削減効果も発揮できる医薬分業を実現するためには、「患者のための薬局ビジョン」が指摘するように、対人業務の充実、多職種連携、在宅対応や24時間対応の徹底が必要であることは論を待たない。だが、何よりも調剤業務そのものを深化させる必要がある。

それによって調剤業務の「見える化」を実現し、患者や他の医療者に医薬分業のメリットを実感してもらうことに他ならない。

何よりも医薬分業による薬局調剤を患者が支持してくれるようになれば、現在の分業批判も影をひそめるはずだ。

そのポイントは、「受付時の先確認」と「服薬期間中のフォローアップ」である。

薬剤師は医薬品の供給管理責任を負う専門職能者である。供給管理責任とは医薬品を交付するに当たり、個別最適化を基本に、その適否を判断して調剤し、また医薬品を交付した後も当該患者の疾病が治癒したか否かを確認、あるいは何らかの理由で服用の必要がなくなるまで供給者として責任を負うことを意味する。

その意味から薬剤師は入り口（処方箋受付時）と出口（交付後の対応）において薬学的に判断し、その職能を発揮することが求められる。

まず、処方箋受付時には処方監査、薬歴やお薬手帳との照合、患者インタビューを通じて他剤服用の有無等を確認し、その結果「問題なし」と判断した場合に初めて調剤を行う。往々にしてこの先確認を省略、あるいは簡略化して行っているケースが見受けられるが、これでは他科受診やＯＴＣ薬服用による重複服用、相互作用を見逃すおそれがある。

お薬手帳や薬歴照合と同時に患者からのインタビューでこれらの有無を聞き出し、場合によっては疑義照会をすることになる。

「受付時の先確認」は薬歴管理料の算定要件にもなっており、２０１４年度調剤報酬改定から「義務化」されている。

能力が問われるフォローアップの判断

薬剤交付後のフォローアップは改正薬機法、改正薬剤師法で唐突に出てきたものではなく、2016年度調剤報酬改定で新設された「かかりつけ薬剤師指導料」(同包括管理料)の算定要件になっているほか、新型コロナウイルス感染拡大防止のために時限的・特例的に発出された厚労省通知(いわゆる0410通知)でも登場している。

かかりつけ薬剤師指導料の算定要件では患者に行う服薬指導に関し、8項目の内容が盛り込まれ、その中に「調剤後も患者の服薬状況の把握、指導等を行い、その内容を処方した保険医に情報提供し、必要に応じて処方提案すること。服薬状況の把握は、患者の容態や希望に応じて、定期的にすること(電話による連絡、患家への訪問、患者の来局時など)」と規定されている。

また、0410通知では、オンライン服薬指導を行う際、初めて患者に調剤した薬剤について「薬剤交付後の服用期間中に、電話等を用いて服薬状況の把握や副作用の確認などを実施する」「上記で得られた患者の服薬状況等の必要な情報を処方した医師にフィードバックする」等の対応を行うこと」とされている。

２０２０年９月から施行された改正薬剤師法では「服薬期間中のフォローアップ」について、「必要があると認める場合」と規定されており、すべての患者が対象になるわけではなく、必要かどうかの裁量は薬剤師に任されている。薬剤師の判断能力が問われることになり、仮に重篤な有害事象が発生した場合、責任は免れない。

では、どのような場合に必要性が発生するのか。具体的には、「薬剤等の使用状況（残薬の状況を含む）」「使用中の薬剤の効果」「薬剤使用中の体調の変化」「併用薬や食品・嗜好品との相互作用による影響」「生活機能への影響」等、多岐にわたるケースが考えられる。

そのためには、初回来局時に患者情報を的確に把握し、フォローアップが必要かどうかを判断することになる。また薬剤交付から次回来局までの間のフォローアップは、患者情報、薬剤服用歴やお薬手帳の情報、服薬指導を通じて得られた情報等を、薬学的知見に基づき総合的に分析・評価して判断することになる。あくまで、個々の患者に対して個別に判断するものであり、使用薬剤のみに基づいて機械的に判断・実施するものではないことに留意する必要がある。

次回来局時にはそれまでにフォローアップした内容の検証を行い、必要に応じて次々回からのフォローアップの見直しを行うことになる。

こうしたフォローアップを実施することにより、服薬状況の把握、服用効果や副作用発現の有無、他科受診による重複服薬や相互作用の有無等を確認する。また、得られた情報を処方医等に提供することで医と薬の連携による効果が期待できる。

フォローアップの手段、方法としては、患者等の来局や薬剤師による訪問による対面実施のほか、電話やFAX等が挙げられる。また、最近では、電子お薬手帳やSNSなどICTの活用も進んでいる。

最近はシステムメーカーからさまざまなツールが登場しており、選択肢が広がっている。その場合でも、機械的に行うのではなく、当該患者の状況に合わせて使い分けることが望まれる。

スマートフォンなどを使わない高齢者や、自身で判断できない患者もいることから、あらかじめ家族等のサポートをお願いするケースも出てこよう。

表 12　調剤業務の流れ―これまでと今後

↓	受付時	処方監査、薬歴・お薬手帳照合 患者から情報収集（先確認の原則）
		※必要に応じ処方医に疑義照会
	調剤	調剤（薬の取りそろえ）
	調剤監査	別の薬剤師が監査
	服薬指導	患者と一緒に薬剤、数量等を確認、 服薬指導、薬情、お薬手帳記載
	交付・会計	領収書、明細書発行
	薬歴作成	直ちに薬歴に記載
	必要に応じ服薬期間中のフォローアップ	2020 年 9 月から義務化 調剤録への記載が必要

出典：「第 13 改訂調剤指針」（日本薬剤師会）をもとに筆者作成

また、薬剤師が行った患者のフォローアップについては調剤録に記載する必要がある。記載内容は症状や他の疾患、当該薬剤の服薬状況、服薬中の体調の変化、その他必要な情報などである。調剤録は薬剤師の業務記録であり、仮に後日に問題が生じた際には証明書類としての役割もある。

処方箋受付時から調剤、薬剤交付、交付後のフォローアップまでの流れを上に示した（表12）。

フォローアップは生き残りの試金石

それでは、どの程度の薬局が服薬期間中のフォローアップを実施しているのだろうか。日本保険薬局協会・薬局機能創造委員会が会員薬局に実施したアンケート調査では、「ルーティンで行っている」3・9％、「必要に応じ行っている」36・4％、「行ったことがある」23・8％で、全体の64％が何らかの形で実施したことがわかった。「行ったことはない」は35・8％だった。

フォローアップの方法は、「電話で確認」が最も多く、92・8％、次いで「患家を訪問」14・6％、「患者が来局（分割調剤時など）」10・2％などで、メールやSNS、ICTシステム利用は0・5～1・5％と少なかった。

同調査は2020年6月～同年7月2日までに行われており、新型コロナの0410対応やかかりつけ薬剤師指導料算定薬局なども含まれると見られるが、改正薬機法、改正薬剤師法施行前に多くの薬局が取り組んでいることは評価できる。日本保険薬局協会は、大手調剤薬局を主たる会員とする組織であることを勘案する必要はあるが、薬局にとってさほどハードルが高いと言えないのではないか。

この調査とは別に、日本保険薬局協会・医療制度検討委員会が実施した「服用期間中フォローアップ事例と成果の収集」事業によると、フォローアップを実施した結果、「処方変更や経過改善につながった事例」が４９７件・95％、処方医との連携につながった事例が３８４件・73％などとの成果が示された。

同調査は、コロナ禍にあった20年7月14日から同年8月31日まで実施、実際にフォローアップを行った２８２薬局・５２５の事例についてまとめたものである。

フォローアップ前の患者の状況では、服薬状況、体調、副作用など何らかの「問題あり」が３７５例・71％、「問題なし」が１５０例・29％だった。

これらの事例についてフォローアップを実施した結果、４９７例・95％で具体的な成果が得られた。

内訳は、「処方内容の変更が見られた」が２６８件・51％、「服薬状況や副作用の確認等、処方変更以外の成果に繋がった」が３４２件・65％、「服薬状況、体調、副作用において、フォローアップ後に改善が見られた」が４３４件・83％だった。

図5　フォローアップによる処方変更

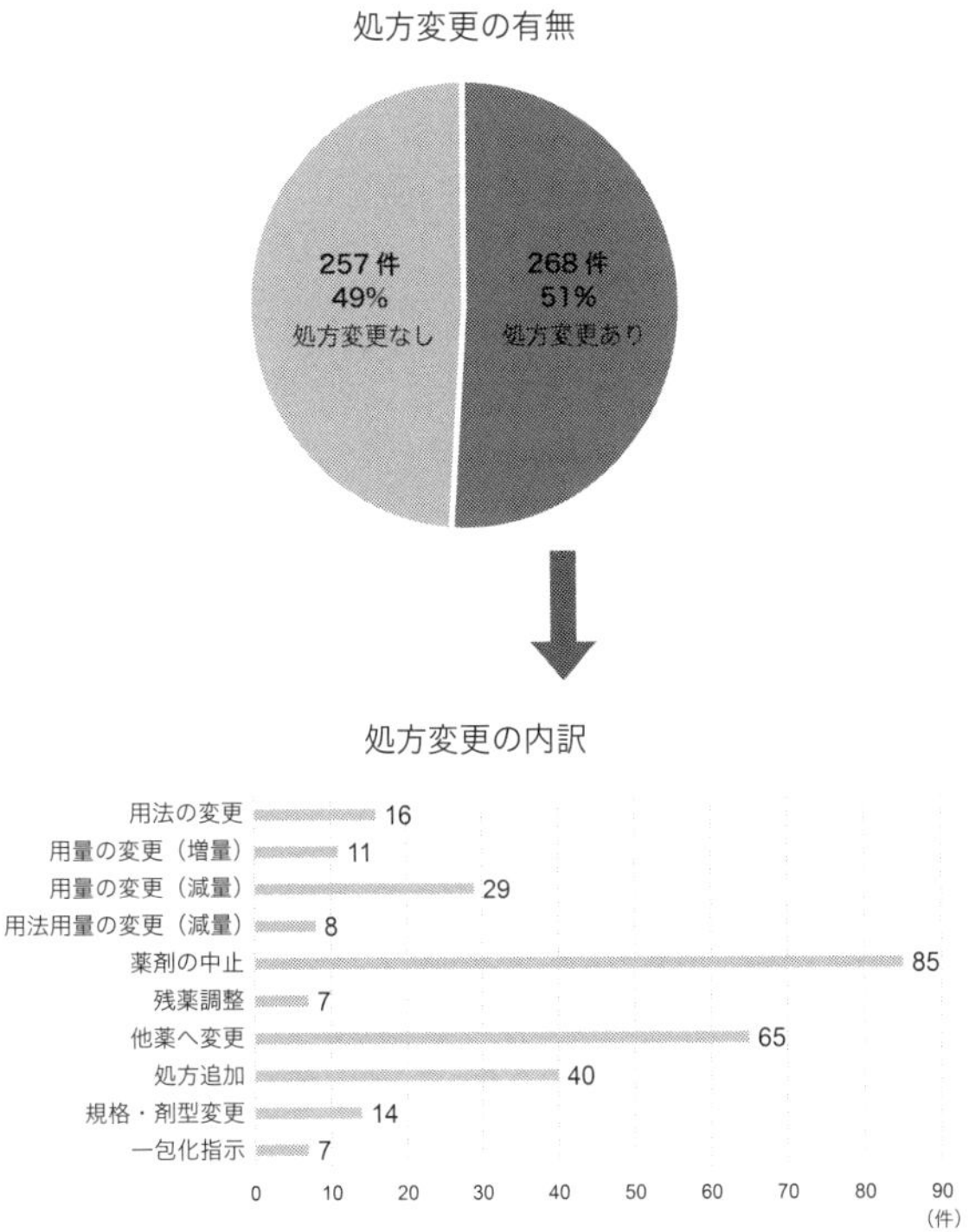

出典：「服用期間中フォローアップ事例と成果の収集」2020年9月（日本保険薬局協会）

処方変更があった268事例の内訳は、「副作用の発現等により、薬剤の中止」85件、「他薬へ変更」65件、「減量」37件、「患者の症状に応じた処方追加」40件、「増量」11件、「服薬状況の改善等のための用法変更」16件、「規格・剤型変更」14件、「一包化指示」7件などだった(図5)。

同協会では、「日常生活の中での薬物治療の経過をフォローアップすることによって得られた情報を処方医や多職種に情報提供することが、処方変更や患者のアドヒアランス向上、治療経過の改善に直接、間接的につながっており、治療効果の最大化及び医療費抑制に貢献していることを示唆している」とコメントしている。

また「フォローアップを通じて、患者やその家族、連携先の医療従事者から多くの感謝の言葉が寄せられ、薬局の機能や薬剤師の職能を患者に理解、実感してもらう機会にもなっていると受け止めており、今後も薬剤師の専門性を活かしたフォローアップを調査していく」としている。

以上の事例で明らかなように、薬局の薬剤師が服薬期間中にフォローアップすることは、服薬状況や有害事象の改善に役立つほか、多職種との連携にもつながっている。同時に重要なことは、薬剤師が介入することで、薬剤師業務の内容が患者やその家族、処方医などの他職種に理解されるようになることである。言い換えれば「薬局業務の見える化」につながる。

これまでのような調剤室内での業務に傾注し、薬剤交付後は患者に任せきりという業務スタイルでは、二度手間・負担増を強いる医薬分業の本旨を理解してもらうことは難しく、それが薬局調剤批判にもつながっている。

「対物業務」から「対人業務」へのシフトの必要性が指摘されているが、服薬期間中のフォローアップは対人業務の象徴とも言える業務であり、これを各薬局が実践することで医薬分業への理解が深まるだけでなく、薬局が地域のヘルスケアにとって重要な役割を果たしている証にもなる。

その意味で、フォローアップ業務は薬局の生き残りのカギを握る試金石と言っても過言ではない。

2　非薬剤師の活用と薬剤師業務

0402通知に見る非薬剤師の業務と通知の背景

これまでグレーゾーンとされてきた薬剤師以外の者による医薬品の取り扱いに関し、厚労省が解釈通知を出したことで対物業務の効率化にフォローの風が吹いている、との認識が広がっている。

薬剤師法では「薬剤師でない者は、販売又は授与の目的で調剤してはならない」（第19条）と規定しており、非薬剤師が行う医薬品の取り扱いについては、「薬剤師以外は調剤室に入ってはいけない」などと厳密に解釈する向きがある一方、ピッキングなどは非薬剤師でも構わないなどの意見が錯綜していた。

「調剤業務のあり方について」とする2019年4月2日付の厚労省医薬・生活衛生局総務課長通知（いわゆる0402通知）では、非薬剤師の業務について、薬剤師が最終的に責任を負うことを前提に、薬剤師の目の届く範囲で行う「処方箋に記載された医薬品（ＰＴＰシートまたはこれに準ずるものにより包装されたままの医薬品）の必要量を取り揃える行為」「薬剤師による監査の前に行う一包化した薬剤の数量の確認行為」を容認した。

また、調剤に該当しない行為として、「納品された医薬品を調剤室内の棚に納める行為」「調剤済みの薬剤を患者のお薬カレンダーや院内の配薬カート等へ入れる行為」「電子画像を用いてお薬カレンダーを確認する行為」「薬局において調剤に必要な医薬品の在庫がなく、卸売販売業者等から取り寄せた場合等に、先に服薬指導等を薬剤師が行った上で、患者の居宅等に調剤した薬剤を郵送等する行為」を例示した。

厚労省通知はこれについて新たな解釈を示したというよりも、従来曖昧だった薬剤業務の概念を整理したものと受け止められる。

その背景には二つの要因がある。

一つは薬剤師以外の者が調剤に関わっていたとして薬剤師法、薬機法違反（薬局開設者の遵守事項）に問われた事案である。

これを受けて、厚労省は、２０１５年6月25日、医薬食品局総務課長名で通知を発出し、「軟膏剤、水剤、散剤等の医薬品を薬剤師以外の者が直接計量、混合する行為は、たとえ薬剤師による途中の確認行為があったとしても薬剤師法違反、薬機法違反に該当する」との解釈を示した。

この通知は違反事例を受けた個別事案への対応という限定的なものではあったが、「軟膏剤」「水剤」「散剤等」の医薬品を薬剤師以外の者が直接計量、混合する行為は「不可」とする一方、錠剤、カプセル剤等の計数調剤については言及していなかったために、逆にこれらの行為は非薬剤師でも可能との解釈が独り歩きした経緯がある。

二つ目は「薬機法等制度改正に関するとりまとめ」（２０１８年12月25日）において、薬剤師の行う対人業務を充実させる観点から、医薬品の品質の確保を前提として対物業務の効率化を図る必要がある」「調剤機器や情報技術の活用等も含めた業務効率化のために有効な取り組みの検討を進めるべき」と明記されたことである。

０４０２通知は上記の無資格者による違反事例に発出した通知を補完する一方、薬機法改正の取りまとめにもある対物業務の効率化にも配慮した意味合いがある。

薬局ごとの業務フローに照らして実践

０４０２通知を整理すると、薬剤師の責任と管理下で行う「調剤補助行為」と「調剤の該当しない行為」の二つに分けられる。

調剤補助行為に当たるのが、医薬品のピッキングと一包化した薬剤の確認行為である。その場合でも軟膏剤、水剤、散剤等の計量混合は不可とされた。これは不適切事例があった場合、再現性が確保できないためと見られる。

調剤に該当しない行為として医薬品を棚に納める、お薬カレンダーや配薬カートへのセット、電子画像を用いたお薬カレンダーの確認、取り寄せた薬剤について服薬指導等後の郵送等が挙げられた。この場合でも、薬局は保健衛生上や法令順守の観点から、手順書作成などの必要な措置を講じることを求められている。

０４０２は欧米のようにテクニシャン制度にまでは踏み込んでおらず、現行法内での調剤業務を整理した段階に過ぎない。欧米のテクニシャンは資格制度で、薬剤師の助手的な存在として、ピッキングや薬剤の調製、事務的な業務などを行うことができる。

薬局で取り組む場合、業務の流れに照らし、調剤に関する業務か、調剤と関係のない業務なのか、薬剤師が行うべき業務であるかどうか、適切な管理体制のもと薬剤師以外の者でも行える業務かどうかを整理して手順書を作成し、その運用をスタッフ全員で共有することが重要になる。

非薬剤師の活用事例としては、ハザマ薬局（大阪府）で実践し、日本在宅薬学会で普及活動を進めている「パートナー制度」がある。同学会ではパートナー研修も行うなど、薬剤師業務の補助的な業務に取り組んでいる。

また、長野県上田薬剤師会では会員薬局のスタッフを対象に薬事、医療関連法規、薬剤師綱領、薬剤師行動規範、納品、医薬品取りそろえ、医療安全、保管、品質管理、衛生管理、身だしなみなど、幅広い範囲で研修を行っている。

服薬期間中のフォローなど対人業務を充実させるためには、対物業務の効率化、機械化は避けて通れない。そのためにも法令の許す範囲で非薬剤師の活用を積極的に進めることも必要だ。

表 13　非薬剤師が可能な業務（0402 通知）の概要

1．薬剤師が最終的に責任を負うことを前提に以下のすべてを満たす業務 ・薬剤師の指示、最終確認は薬剤師が行う ・薬剤師の目の届く場所で行う ・薬剤の品質に影響がなく、患者に危害が及ばない ・判断の余地に乏しい機械的な作業 2．薬剤師の目の届く範囲で行う行為 ・医薬品（PTP シートまたはこれに準ずるものにより包装されたままの医薬品）の必要量を取り揃える行為 ・薬剤師による監査の前に行う一包化した薬剤の数量の確認行為 3．調剤に該当しない行為 ・納品された医薬品を調剤室内の棚に納める行為 ・調剤済みの薬剤を患者のお薬カレンダーや院内の配薬カート等へ入れる行為 ・電子画像を用いてお薬カレンダーを確認する行為 ・患者の居宅等に調剤した薬剤を郵送等する行為

出典：「調剤業務のあり方について」2019 年 4 月 2 日（厚生労働省医薬・生活衛生局総務課長通知）

3　新たな機能分類で再編加速

「地域連携薬局」と「専門医療機関連携薬局」

改正薬機法に盛り込まれた薬局の機能分類が、２０２１年8月1日から施行される。これに向けて、厚労省は施行規則の一部を改正する省令についてパブリックコメントによる意見や情報収集を行い、２０２１年1月22日に公布した。これにより、「患者のための薬局ビジョン」の具現化にむけた法的な環境整備が整う。

新たに設けられる機能分類は、「地域連携薬局」と「専門医療機関連携薬局」。地域連携薬局は、入退院時の医療機関等との情報連携や在宅医療等に地域の薬局と連携しながら一元的・継続的に対応できる薬局。患者のための薬局ビジョンで示された、かかりつけ薬剤師・薬局機能に対応するもの。

専門医療機関連携薬局は、「がん等の専門的な薬学管理に関係機関と連携して対応できる薬局」と位置付けられている。薬局ビジョンの高度薬学管理機能に対応する薬局である。薬局の機能分類は、一定の機能を有している薬局を都道府県が認定するもの。薬局機能情報提供制度にも「認定の有無」を記載することになる。

これにより、薬局は、「地域連携薬局」「専門医療機関連携薬局」と「認定を受けていない一般の薬局」、さらに薬局機能情報提供制度に基づく「健康サポート薬局」も存在することになり、薬局の選択肢が増えることになる。一方、こうした薬局機能分類は薬局経営上の差別化戦略としての活用も想定され、薬局再編のきっかけになる可能性がある。

〈地域連携薬局〉

厚労省が示した薬局機能分類の省令によると、地域連携薬局については、①プライバシーの配慮や相談しやすい構造設備、②他の医療提供施設との情報連携体制、③地域の薬局等と連携し、安定的に薬剤を供給する体制、④在宅医療対応などが挙げられ、それぞれに詳細な要件を設けている。

「連携」という用語に示されるように、地域の医療提供施設との連携及び地域の他の薬局との連携がポイントになり、それに在宅対応が不可欠の要件となっている。

これらの多くは、調剤報酬の「地域支援体制加算」の施設基準で求められている要件であり、同加算を取得している薬局にとっては「地域連携薬局」として認定されやすい要素はある。ただ、地域の医療提供施設との連携の項目には、「地域包括ケアシステムに関する研修修了薬剤師の常駐」「すべての薬剤師に地域包括ケアシステムの研修の実施」が含まれており、これをクリアすることが必要だ。

一方、健康サポート薬局の認定要件には「地域包括ケアシステムに関する研修修了薬剤師の常駐」がすでに含まれている。このことから、地域支援体制加算を取得し、かつ健康サポート薬局である場合は、「地域連携薬局」としての要件を満たしているということができる。

〈専門医療機関連携薬局〉

専門医療機関連携薬局の要件は、①傷病の区分はがん、②プライバシーの配慮や相談しやすい構造設備、③専門的な医療を行う医療提供施設との情報連携体制、④がんにかかわる専門的な調剤や指導に関し、他の医療提供施設と連携して適切に実施できる体制、⑤学会認定など専門性の高い薬剤師の配置などが挙げられている。

ここで最もハードルが高いと見られるのは、「専門性を有した薬剤師の配置」である。がんに関する専門薬剤師認定制度は、日本医療薬学会「がん専門薬剤師」、日本病院薬剤師会「がん薬物療法認定薬剤師」、日本臨床腫瘍薬学会「外来がん治療認定薬剤師」、日本緩和医療薬学会「緩和薬物療法認定薬剤師」等があるが、いずれも薬局薬剤師ではなく、病院薬剤師を主たる対象としているのだ。

この中で、薬局薬剤師が認定を取得する傾向にあるのは、日本臨床腫瘍薬学会の「外来がん治療認定薬剤師」である。認定薬剤師になるためには「領域の講習または研修を60単位以上履修」「外来のがん患者のサポート事例を10例提出」などをクリアしたうえで認定試験に合格することが必要だが、他の認定条件に比べ、薬局薬剤師にも取り組みやすいといえる。しかし、同学会の認定薬剤師935人中、薬局薬剤師は87人（2020年4月末現在）にとどまっている。今後、がんに関する専門性を有する薬剤師の認定については、薬局の薬剤師でも取り組みやすくなるよう論議される必要がある。

表 14　薬局の機能分類

地域連携薬局

①プライバシーの配慮、相談しやすい構造設備
・間仕切り等で仕切られた相談窓口
・高齢者、障害者の利用に適した構造
②他の医療提供施設との情報連携体制
・地域ケア会議への定期的な参加
・患者の薬剤使用情報を医療機関と一定程度以上共有
・他の薬局と患者の薬剤使用情報の共有
③利用者に安定的に薬剤を供給する体制
・時間外の相談応需体制
・休日夜間の調剤応需体制
・他の薬局への医薬品供給体制
・麻薬の調剤応需体制
・無菌製剤処理体制（他の薬局の設備利用も可）
・医療安全体制
・1 年以上勤務している常勤薬剤師の配置
・地域包括ケアに係る研修修了薬剤師の配置
・認定薬局の業務を遂行するための研修
・医療機関への医薬品適正使用の情報提供
④在宅医療に必要な対応ができる体制
・在宅医療の一定以上の実績
・高度管理医療機器販売許可、医療機器、衛生材料の提供体制

専門医療機関連携薬局

①傷病の区分はがん

②プライバシー配慮、相談しやすい構造設備

・個室等の設備

・高齢者、障害者の利用に適した構造

③専門的な医療を行う他の医療提供施設との情報連携体制

・専門医療機関との定期的な会議の参加

・がん患者の薬剤使用情報の専門医療機関との共有実績

・他の薬局との利用者の薬剤使用情報の共有

④専門的な調剤や指導に関し、他の医療提供施設と連携しつつ適切に実施する体制

・時間外の相談応需体制

・休日夜間の調剤応需体制

・他の薬局へのがんに係る医療提供体制

・麻薬の調剤応需体制

・医療安全対策の実施

・1年以上勤務する常勤薬剤師の一定数の配置

・がんに係る専門性を有する常勤薬剤師の配置

・全薬剤師に対するがんに係る専門的な研修の実施

・他の医療提供施設に対するがんに係る医薬品適正使用に関する情報提供

・他の医療提供施設に対するがんに係る研修の定期的な実施

連携体制の構築がカギに

専門医療機関連携薬局については、連携する病院や薬局の規模・体制などにより、ある程度限定されるものとみられるが、大手調剤薬局の中には、がん関連の認定薬剤師養成や社内体制整備に着手している企業も少なくない。

こうした高度な専門性を有する薬局が、優越的立場を占めるようになることを想定していることが窺える。

一方、地域連携薬局についても、認定への道のりはたやすくない。

まずは、薬局ビジョンが求めているかかりつけ機能を整備したうえで、在宅関与を含めた薬局の業務体制を整えると同時に、地域の医療機関や薬局との連携をいかに進めていくかを検討することがポイントになる。

地域ケア会議への定期的な参加、地域の医療機関との情報共有などである。地域包括支援センター等にアプローチする、あるいは患者の服薬状況について処方医にフィードバックする、入退院時には医療機関と情報共有できるような場の設定を働き掛けるなどの取り組みが必要になる。

また、新しい視点として、地域の薬局との連携も盛り込まれている。

地域連携薬局、専門医療機関連携薬局のいずれも比較的容易な要件とクリアするのが難しい要件があるが、今後の薬局の評価に直結するだけに各薬局の積極的な取り組みが望まれる。

4　ファーストアクセスの場としての薬局のあり方

処方箋がないと入れない薬局からの脱却

新型コロナウイルス感染拡大は、現状の薬局の欠陥を浮き彫りにさせる結果となった。

感染を恐れる生活者は、マスクや消毒液を求めてドラッグストアやスーパー、ホームセンターなどに殺到したが、薬局にはそうした品ぞろえがなく、全く当てにされないか、相談しても対応できないケースがほとんどだった。

調剤を主とする薬局は調剤薬の確保のために、医家向け卸（医療用医薬品卸）と取引をしているため、ＯＴＣ薬など市販品を扱う薬粧卸との付き合いがないなど、流通経路の問題もあるが、これは調剤に特化しているための弊害とも言える。

本来、薬局は「街の健康よろず相談」の場として認識されていたが、分業元年以降に処方箋調剤を主たる業務とする調剤薬局が出現し、多くの薬局は「処方箋がないと入れない」店舗として認識されるようになった。

コロナ禍にあって、調剤の目的以外に薬局を訪れることがなかったのは、そうしたイメージが定着していたからに他ならない。

高齢社会の進行で社会保障財源の確保が大きな政治課題となっているが、重要なことは疾病治療や要介護状態にならない健康寿命の延伸である。そのため、国は薬局という資源を活用して、薬剤師にOTC薬によるセルフメディケーションの推進や、健康相談への対応、医療機関への受診勧奨などの役割を担わせることで、国民の健康増進と社会保障財源の抑制を図ろうとしている。

2013年6月に閣議決定された「日本再興戦略」に「薬局・薬剤師を活用したセルフメディケーションの推進」の文言が盛り込まれた。これが2015年9月に公表された「健康サポート薬局制度」につながった。

健康サポート薬局は、「かかりつけ機能」に加え、地域における連携体制の構築、実務経験や研修履修等の薬剤師の資質向上、要指導医薬品等の取り扱い、8時間以上の開局および土日のどちらかの一定時間開局など、ハードルが高い半面、薬局側にメリットが少ないなどの理由から、2020年9月末時点で、2247薬局の届出にとどまっている。

しかし、薬局が地域の健康問題のファーストアクセスの場としてのインフラを構築するためには、自らの主体的な取り組みが求められる。健康サポート薬局制度に縛られることなく、地域のニーズにどう応えるかが重要である。

そのためには、処方箋がなくても来局して相談できるハード、ソフトの再構築が求められる。

ハードに関しては、OTC薬やサプリメント、高齢者向け商材などの物販部門の充実、処方箋患者のみに対応した店舗構造の改善、薬剤師や管理栄養士、登録販売者等を活用した相談機能の充実などが挙げられる。

調剤薬以外の取り扱い状況

薬局は本来、「すべての医薬品の供給拠点」であり、薬剤師は「すべての医薬品の供給管理責任を負う」役割を担っているが、現実には薬局は調剤薬の供給にとどまっており、薬剤師は調剤業務のみに注力している状況がある。これまで、処方箋応需に傾注してきた結果、「調剤は薬局」「物販はドラッグストア」というような棲み分けが定着してしまった感がある。

加えて、薬剤師の意識の中には、医療用医薬品を上に見て、OTC薬を軽んじる傾向がある。これは、分業以前に医療用医薬品から疎外されてきた裏返しと言えなくもない。また、薬学教育の場でも実務教育は調剤に関するものが大半であり、OTC薬に関してはほとんど触れられることがないことにも一因がある。

薬局がOTC薬の取り扱いに消極的な理由としては、次のような点が考えられる（表15）。

しかしながら、OTC薬の取り扱いは、医療用医薬品（調剤薬）以上に薬剤師のスキ

表15　薬局がOTC薬の取り扱いに消極的な理由

○ 処方元への遠慮（処方箋を止められてしまう懸念）
○ 調剤業務が忙しい（人手不足）
○ 薬剤師の意識の欠如（薬剤師＝調剤という錯覚）
○ OTC薬の仕入れが難しい（少量では配送してくれない）
○ OTC薬の知識がない（扱いがないため）
○ 販売スペースがない（調剤特化型構造）
○ 販売ノウハウがない（OTC薬の知識不足、コミュニケーション能力）
○ 物販はドラッグストアに敵わない（扱う商材が見当たらない）
○ 経営者（薬剤師が辞めてしまうのを恐れて指示できない）

ルが問われる場面でもある。調剤業務では薬歴照合やお薬手帳、患者インタビュー等で処方内容との擦り合わせを行ったうえで調剤することになるが、基本的には医師の処方箋による指示であり、結果責任は処方医と薬剤師が負う。

これに対し、ＯＴＣ薬は患者の訴えに基づいて、どう対処すべきかを薬剤師自身が判断することになる。具体的には、症状、生活背景、自動車運転の有無、食事状況、他の服用薬の有無等、個別背景を踏まえ、適切なＯＴＣ薬を選択する必要がある。場合によっては受診勧奨、あるいはＯＴＣ薬を販売しない選択肢もある。そこでは薬剤師の「コミュニケーション能力、症状に対する判断能力」が求められ、結果責任は薬剤師にある。

表 16　医療用医薬品以外の取り扱い状況

	平均値	中央値
要指導医薬品	7.6 品目	0.0 品目
OTC 薬	112.3 品目	18.0 品目
一般用検査薬	1.4 品目	0.0 品目
衛生材料	30.4 品目	10.0 品目
医療機器	5.1 品目	2.0 品目
介護用品	11.8 品目	0.0 品目
健康食品	27.3 品目	3.0 品目
介護食品	2.7 品目	0.0 品目

出典：「患者のための薬局ビジョン実現のための実態調査報告」2017 年 3 月（厚生労働省）をもとに作成

ＯＴＣ薬の取り扱いは、自分の健康は自分で守るという「セルフメディケーション」をサポートする意味合いがあり、薬局の機能、薬剤師職能に照らしても軽視すべき事柄ではない。

薬局におけるＯＴＣ薬をはじめとする物販部門の取り扱い状況は、厚労省が実施した「患者のための薬局ビジョン実現のための実態調査報告」（２０１７年３月）によると、上記のとおりとなっている（表16）。

薬局の〝物販〟のススメ

薬局が健康問題の「ファーストアクセスの場」として機能するためには、調剤特化型ではなく、調剤も含めた幅広い健康管理機能を整備する必要がある。要は、地域生活者に対する健康問題のインフラとしての立場を確立することである。

だが、現実的には圧倒的な品ぞろえと低価格で提供するドラッグストアと、まともに張り合っても勝ち目はない。

そこで大事なことは「ドラッグストアと同じ土俵で勝負しない」ことである。

〝モノを売る〟のではなく、〝健康を売る〟視点での品ぞろえと販売方法が必要になる。具体的には、汎用品、価格競争に陥る商材は最小限にとどめる必要がある。薬局である以上、要指導医薬品やOTC薬などは一定程度の品ぞろえが必要になるが、そのほかの商材に関しては「薬局ならではの相談、カウンセリングが必要な商材」をそろえることである。

そのためにはセルフ販売ではなく、情報提供とのセットが重要だ。例えば、高齢者用

表 17　処方箋調剤と OTC 薬販売の違い

処方箋調剤（受け身の対応） ・基本的には医師の処方に基づいて行う ・責任は処方医と薬剤師 OTC 薬販売（能動的対応） ・患者の訴えに基づいて、どう対処すべきかを判断（症状、生活背景、運転の有無、食事、他の服用薬の有無等、個別背景を踏まえる） ・場合によっては OTC 薬等を販売せず、生活改善等を指導、受診勧奨 ・薬剤師のコミュニケーション能力が問われる ・症状に対する「判断能力」が必要

歩行補助、食事支援、嚥下困難者対応等に関しては、介護保険の説明や地域包括支援センターへの取り次ぎなども併せて行うことなどだ。

薬局スタッフの得意な分野を確立することも重要だ。

スキンケアが得意であれば、ニキビ相談、アトピー性皮膚炎対応、化粧品の選び方等、幅広い対応が可能になる。

場合によっては、社員の使用経験等をPOPでアピールする、局内で販売コンテストを実施し、成功体験を共有するなどの対応も必要だ。積極的な声掛けによって薬局のファンを増やすことも可能であろう。

こうした物販の取り組みと並行して、積極的な「健康教室」「お薬相談会」などを開催することで、処方箋を持たない生活者に対するバリアをなくすことができる。イベント企画は、薬の基本知識（作用機序、服用法、他の薬との併用、漢方の話など）、認知症予防、乳幼児の服用法、栄養・健康相談等々、幅広い分野が考えられる。

都内のある薬局では、薬局内に検体測定室を設置し、測定結果が出るまでの1時間程度を使って、参加者へのよろず相談を行っている。

告知方法は、新聞への折り込みチラシ、店頭でのパンフレット、積極的な声掛けなどである。次第に口コミ等で広がり、活動を積み重ねることによって薬局の「固定ファン」増につながっている。

調剤特化型の薬局を見慣れていることもあり、患者や生活者は調剤以外に「薬局・薬剤師は何ができるか」を知らないし、薬局・薬剤師は「何ができるか」を伝えていない。調剤業務の見える化も含め、薬局・薬剤師ができることを広く知らしめる必要がある。

表18　薬局における物販の視点

○「モノを売る」のではなく、「健康を売る」視点が重要
○ドラッグストアと同じ土俵で勝負しない
・汎用品、価格競争に陥る商材は最小限にとどめる
・薬局ならではの相談、カウンセリングが必要な商材の品ぞろえ
○情報提供とセットで
・介護保険の説明書 ➡ 地域包括支援センターへの取り次ぎ
・高齢者用歩行補助、食事支援、嚥下困難者対応
○得意な分野を確立する
・スキンケア ➡ ニキビ相談、アトピー性皮膚炎対応、化粧品の選び方
○社員の使用経験等をPOPで表示、販売コンテスト、積極的な声掛け
○薬局のファンを増やす
・地域生活者向け健康講座等イベント開催（薬の基本知識、乳幼児の服用法、栄養・健康相談、漢方の話、認知症予防等）
・薬局の構造的・機能的・心理的バリアをなくす

コラム③　6年制の問題

薬学教育が6年制になり、6年制を履修した薬剤師が多く社会に登場している。そのせいか、自分の考えや将来目標を明確に持っている若い薬剤師が多いように感じられる。薬剤師を取り巻く環境は「薬剤師免許があれば安心」ではなく、「薬剤師になってからどう成長するか」が問われる時代になっており、それだけ自覚的な薬剤師が増えているようだ。

薬学教育を巡っては、薬科大（薬学部）乱立もあり、偏差値低下などが問題視されているが、それとは別に相変わらず薬局を知る教員の少なさが気にかかる。臨床を教える教員がほとんど病院薬局出身であり、薬局出身者はごく少数だ。これには、教員採用の際博士号取得が条件になっているなど、大学側の受け入れ体制にも問題がある。

6年制になり、以前に比べ薬学卒業生の就職進路は圧倒的に病院、薬局、ドラッグストアなど臨床の現場が増えている。そうした時勢にあって、薬科大学の教官育成にも注力すべきではないか。

第4章

ドラッグストアの可能性

1　ドラッグストアと新型コロナ対応

コロナ禍の教訓

新型コロナウイルス感染拡大の際には、マスクや消毒液を求める顧客がドラッグストアに殺到する事態が相次いだ。ドラッグストアは花粉症や風邪対応、インフルエンザ予防などのために、常時マスクは在庫しているが、まとめ買いなどの影響もあり、一時は在庫がなくなり、「当面、入荷予定はありません」などと告知をする店舗が相次いだ。

とくに、感染が拡大した4月頃からは開店前の店頭に並ぶ現象も各地で見られるようになった。そのため、周辺住民への迷惑、顧客同士の密集状態になることなどを考慮して開店時のマスク販売を取りやめ、販売日、時間を不定期にして販売する方法を取った店舗もあった。

また、スタッフに感染者が出たケースもあり、一時的に休業を余儀なくされた店舗や緊急事態宣言期間は営業時間を短縮するなどの対応を取る店舗も目立った。

ドラッグストアは、物販部門がメインであるため、感染対策は他の小売業と同様の対応になった。日本チェーンドラッグストア協会（JACDS）や日本チェーンストア協会など小売業関係12団体は、5月に、感染症対策専門家会議が示した「新型コロナウイルス感染症対策の状況分析・提言」などを踏まえ、感染拡大を予防するためのガイドライン（GL）を作成した。

JACDSが加盟各社に感染防止対策について、5月末時点で調査したところ、本部での対応は「入口、トイレなどへの消毒液の設置」「手洗い、消毒の励行」「マスク着用」「外出、出張の自粛、禁止」「オフィス内でのソーシャルディスタンスの確保（朝礼中止など）」「テレワークの導入」など対応がなされていることがわかった。

また店舗では「テナント都合による営業自粛、時間短縮」「カウンターへの飛沫防止シールド設置」「ゴーグル・フェイスシールド・ゴム手袋着用」「つり銭トレーでの受け渡し」「レジ待ち位置ラインの表示等」「換気・入口解放」「入口、トイレなどへの消毒液の設置」「イートインコーナー等の共有スペース使用禁止」などに取り組んだ。

ドラッグストアでは定番商品としてマスク、消毒液等を在庫として常備しているが、コロナ禍でこれらの商材を求めて顧客が殺到したために、欠品が相次ぎ、店頭やコールセンターでのクレームが多発した。

感染リスクの中で勤務するスタッフのフラストレーションもたまっていき、ストレスで疲弊する事例も少なくなかった。

マスクや消毒液の在庫が切れているにもかかわらず、追加補充ができなかったこと、保育園、学校休校に伴う従業員の休業による人手不足等もその一因となった。

コロナ禍は非常時ではあったが、やむを得ない休業や時間短縮への休業保障などに関する社内規程の未整備も浮き彫りになった。就業規則を含め、社内規程の見直しを迫られたドラッグストアは少なくない。また、テレワーク環境を整備するために業務体制の見直しに加え、取引先との連携、設備整備、そうした際の内規など、課題が山積している。

新型コロナと業績への影響

収益面では、感染症予防関連商材や外出自粛に伴う日用品等の需要及び内食需要の増加等により、順調に業績を伸ばした企業が目立つ。

大手ドラッグストアの2021年2、3月期の第1四半期決算報告によると、ウエルシアホールディングス（HD）、サンドラッグ、スギHD、カワチ薬品、コスモス薬品、キリン堂などが増収増益となった。

一方、マツモトキヨシやココカラファインは減収減益となった。両社に共通しているのは都市型店舗が多いため、外出自粛やテレワークの普及で来店客数が減少したこと、出入国制限によるインバウンド需要が激減したことが響いたものとみられる。

いずれにせよ、コロナ禍ではドラッグストアが生活支援業態であることがあらためて明らかになった。この点が処方箋患者以外には対応できなかった薬局との大きな違いといえる。

2　ドラッグストアの調剤

コロナ禍でFAX処方箋が急増

ドラッグストアにおける調剤の取り組みは、近年急速に拡大しており、全体の処方箋枚数が伸び悩む中、ドラッグストアでの処方箋受け入れが増加している。

ドラッグストアの調剤が伸びている要因は二つ。一つは同業者間の競争に加え、コンビニやスーパーなど他業態との競合が激化する中、専門領域である調剤を導入することにより、同業者や他業態との差別化を図ることである。調剤は目的来店性が高く、調剤の待ち時間内に他の商品を買い回ることができるなどの利便性もある。

ドラッグストアは、その黎明期から発展期にかけて調剤とは無縁に成長してきたが、専門性強化の意味合いから次第に調剤に本腰を入れるようになってきた。とくに薬学教育に6年制が導入されて以来、奨学金の返済のため待遇のよいドラッグストアへの就職が増え、薬剤師を確保しやすい環境が生まれてきたこともある。

多くのドラッグストアは、ポイント制を導入しているが、調剤時の一部負担金にもポイントを付与し、そのポイントを物販部門で使うことができるような仕組みを作ったことも大きい。調剤の導入は物販部門にも好影響をもたらすのである。

二つ目は、国が進めるかかりつけ薬局への対応である。ドラッグストアは門前立地ではなく、生活者の近隣で開業しているため、元々〝地域薬局〟としての特性を備えている。ドラッグストアが調剤機能を持つことで、いままで門前薬局で調剤してもらっていた患者を誘引することができる。ドラッグストアの調剤実績が伸びているのは、こうした趨勢を見極め、積極的に調剤併設店を増やしていることもある。

コロナ禍においては、初診からオンライン診療を容認した0410通知以降、ドラッグストアに舞い込むFAX処方箋が急増した。ウエルシアHDによると、FAX処方箋が2020年4月には前半の2週間だけで1万件以上に上り、3月全体の3500件を大きく上回った。主に店舗の近隣に住む患者からの処方箋という。コロナ禍でオンライン診療が増え、門前薬局へ行かなくなったことが大きい。政府はオンライン診療の恒久化を目指しており、門前薬局から地域薬局への流れは加速するものと見られる。

ドラッグストアの調剤の課題

ドラッグストアは調剤だけでなく、ＯＴＣ薬や健康食品など健康関連商品を扱っているために、そうした商品知識が身に付き、幅広い健康相談に応じられるメリットがある。薬局の場合、ＯＴＣ薬や健康食品の知識を得る機会が少なく、処方箋患者に対しては調剤薬以外の服用を一律に止めるよう指導するケースが多いが、ドラッグストアの場合は同時に服用してもよいかどうかの判断ができる。また、ＯＴＣ薬購入客に対しても、ＯＴＣ薬で対応できるのか、医療機関への受診を勧めたほうがよいのかなどのトリアージもしやすい。

一方、調剤業務そのものに対しては、まだまだ十分とは言えない状況である。調剤薬を交付して終了となっているケースが相変わらず多いからだ。

薬歴やお薬手帳との照合など通常の業務については実行されているものの、かかりつけ薬剤師指導料を算定しているドラッグストアは少なく、健康サポート薬局にしても同様だ。

また、在宅医療に関しては手掛けるドラッグストアが増えているが、全体的には少ないのが現状である。

ドラッグストア全体で見た場合、調剤や在宅医療などを含むヘルスケア領域に注力している企業と食品拡充などを重視する企業とに分かれており、後者ではまだ調剤のウエイトが少ない。

多くの企業はその中間的な立ち位置におり、業界全体として調剤を重視する方向には向かっていない状況である。

ただ、食品など他業態からのラインロビングは必然的に価格競争に陥りやすい。したがって、こうした企業も少子・高齢化の影響で消費財全体が減少する中、医療・介護ニーズの増加とともに、調剤を軸としたヘルスケア領域を重視せざるを得ない状況が生まれてくるものと見られる。

3　10兆円産業化と健康ハブステーション構想

ドラッグストア成長の要因

ドラッグストアの成り立ちは、薬局が調剤特化型の経営スタイルで成長していった時期と軌を一にする。調剤薬局もドラッグストアも元々は「街の薬屋」だった。1970年代にスーパーの台頭に危機感を抱いた薬局・薬店の経営者が、アメリカの流通視察でドラッグストアの隆盛を実感し、日本での展開を志したのが始まり。

日本で初めてのドラッグストアは、横浜のハックドラッグ（現在はウエルシア薬局）が1974年に開設した「ハック横浜杉田店」。業界の転機となった「分業元年」もこの年で、期せずして薬局とドラッグストア成長のきっかけとなった年が符合する。

当時は、健康や美容に関する商材が少なく、100坪（約330㎡）の売り場を埋めるのに苦労し、園芸用品や調理器具、DIY製品などまで扱わざるを得ない状況だった。

その後、健康・美容関連商材も増え、また日用品や加工食品なども加わり、豊富な品ぞ

表19　調剤売上ランキング

企業名	売上高（億円）	伸び率
アインHD	2,637	7.7%
日本調剤	2,310	10.7%
ウエルシアHD	1,554	19.8%
クオールHD	1,531	14.2%
スギHD	1,052	15.6%
メディカルシステムNW	996	7.9%
スズケン	964	1.9%
東邦HD	961	3.1%
ツルハHD	856	11.6%
ココカラファイン	643	9.5%
マツモトキヨシ	500	9.3%

（アミ掛けはドラッグストア）
出典：2019年度各社の決算短信をもとに作成

ろえと低価格で急成長を遂げていく。

ドラッグストアの成長要因は、H&BC（ヘルス&ビューティケア）＋コンビニエンス（利便性）を基調とした業態発想によるものだ。それまでの薬、化粧品、雑貨といった「モノ」の品ぞろえではなく、健康、美容をキーワードに関連商品群で構成し、さらに利便性の観点から日用品を取りそろえ、品ぞろえと低価格を訴求した。加えて主婦層を意識した売り場、駐車場完備などでアクセスしやすい環境を整えたことである。

ドラッグストアの狭小商圏化と健康ハブステーション構想

現在ではドラッグストア市場は8兆363億円（2020年度）、店舗数2万店を数える。ドラッグストアは、近い将来10兆円産業化を目指しているが、課題も少なくない。さらなる成長を遂げるためには、既存路線である「安さ」と「便利さ」に加え、新たな価値の創出、需要創造、さらには狭小商圏対応の店舗オペレーションの構築等が課題になる。

まずは、総人口減少の中で少子・高齢化が進行し消費構造が大きく変わることである。そのため、広い売り場面積を持つ郊外立地での展開ではなく、狭小商圏への転換が必要だ。

現在のドラッグストアの商圏人口は、1店舗当たり6000〜7000人だが、これを4000人程度まで縮小し、アクセスも徒歩で10分以内の範囲に収める必要がある。すなわち狭小商圏での展開である。これにより、現在の店舗数は3万店舗まで増える可能性がある。

図６　ドラッグストアの売上高推移

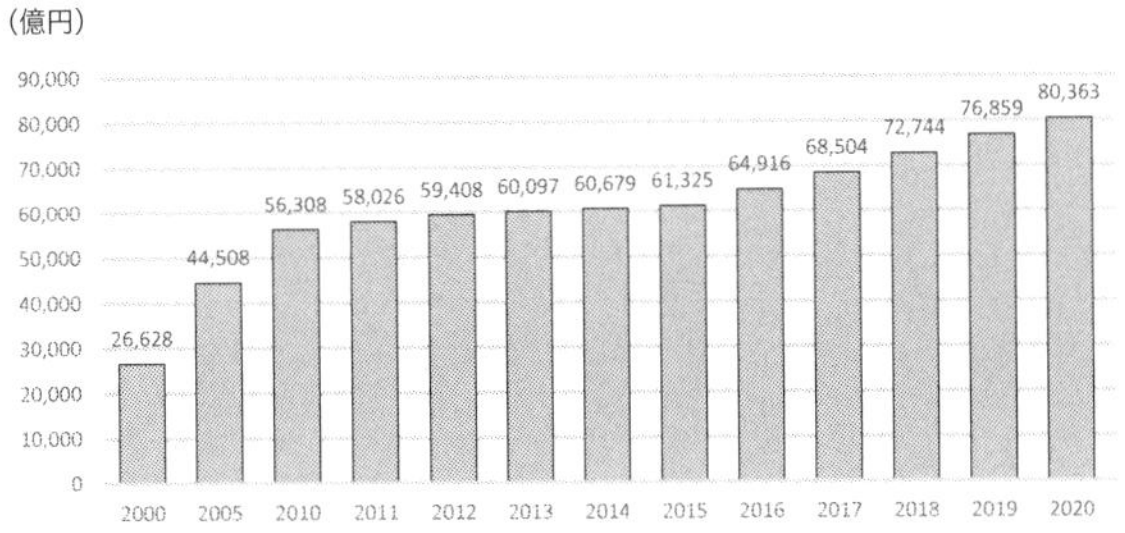

出典：JACDSドラッグストア実態調査をもとに作成

人生１００年時代を迎え、国は生命寿命延伸から健康寿命延伸へと大きく舵を切った。すなわち医療、介護にとどまらず、民間活力を含む健康の維持増進、予防、より豊かな生活を支える仕組みづくりである。

ここにドラッグストアの成長のカギが存在する。ドラッグストアには薬剤師、登録販売者、管理栄養士等の専門家が常駐し、ヘルスケアアドバイザー、ビューティケアアドバイザーなど業界認定のアドバイザーも存在する。これらの人材を活用し、医療、介護にとどまらず日常生活の健康情報拠点としての機能を発揮することがポイントとなる。

ＪＡＣＤＳではこうした機能を発揮することで近い将来、「街の健康ハブステーション」としてのドラッグストア像を目指す。街の健康ハブステーションとは、医療や介護に加え、健康管理機能や他施設、職種、行政等との橋渡し的な役割を担う拠点としての位置付けである。

調剤薬や市販の医薬品、介護用品等を提供するだけでなく、専門家によるアドバイス、相談応需、必要に応じて医療機関や介護施設の紹介、行政とのつなぎ役的な役割も果たす。

この点がコンビニやスーパー、あるいは調剤しか行わない薬局との違いであり、ドラッグストアの業態特性としての優位性がある。

そのためには、調剤や在宅介護の取り組み、健康関連商材の取り扱いだけでなく、相談・アドバイス機能を持つ人材育成が欠かせない。ドラッグストア業界では、薬剤師等の専門知識やコミュニケーション能力向上のための教育に注力するほか、高度な専門知識を有するコンシェルジュの養成にも乗り出す。

「食と健康」柱に需要創造

次に需要創造であるが、取り扱いが増えている食品カテゴリーを深化させた「食と健康」に焦点を当てた新カテゴリーの育成に取り組む必要があるだろう。

食品分野では、栄養機能食品として機能性表示食品、特定保健用食品があり、医療・介護分野では、特別用途食品が制度化されているが、近年、製造者の責任で食品の機能を表示できる機能性表示食品が多く登場するようになってきた。

これによってドラッグストアでは、訴求する体の部位（肩、腰、ひざ等）、や症状緩和（脂質異常症、骨量、血圧等）を訴える売り場づくりが可能になっている。

例えば、加齢とともに衰える筋力や認知機能によって生活能力が低下するフレイル予防の売り場づくりできるようにになる。

また、今後の人手不足や業務効率化対応としてICT化、AI活用が不可欠になる。JACDSでは電子タグ（RFID）による実証実験を行い、棚卸、検品、レジ会計作業等の実用化に向けて動き出した。

表 20　ドラッグストア 10 兆円産業への課題

課題	対応
①面分業の推進	調剤併設店舗の拡大 門前薬局からの処方箋奪取
②健康寿命延伸への貢献	健康サポート機能整備 問題解決機能
③人材育成	コンシェルジュマスター育成 薬剤師、登録販売者、管理栄養士、各種アドバイザーの活用
④インフラ整備	業界標準 EDI 電子タグによる業務コストの省力化等
⑤需要創造	食と健康の新カテゴリー創造 ペットケア等
⑥狭小商圏化	徒歩圏で 10 分以内の店舗展開 生活支援業態へ

ドラッグストア産業が10兆円産業化を実現する過程にはさまざまな課題があるが、課題が明確になっているだけに、今後は共通課題での連携、個々の企業の取り組みいかんにかかっていると言えよう。

第5章

２０２５年、２０４０年問題を見据えた薬局・薬剤師像

1　2025年問題と地域包括ケアシステム

団塊世代が後期高齢者に

わが国の社会保障制度は、総人口減、少子・高齢社会の一層の進展により、制度の持続可能性が危ぶまれている。

近年、政府は消費税増税等を断行し、財政再建に取り組んできたが、新型コロナウイルス感染拡大による経済低迷への対応として大幅な財政出動を余儀なくされており、財政再建の道のりは厳しさを増している。

2025年は戦後生まれのいわゆる団塊世代が後期高齢者（75歳以上）になる節目の年に当たり、医療・介護ニーズの増大が予想される。これに伴い、社会保障給付費は2018年の121兆円から140兆円に膨れ上がるとの予測があり、財政状況は極めて厳しくなることが懸念される。

同時に医療・介護に要する就業者数も、2018年度の823万人から2025年は

931〜933万人の需要が見込まれ、全就業者数の18・8〜18・9％を占めると予測されている。

このため、国は、2025年を目途に地域の実情に合った医療・介護・予防・住まい・生活支援が一体的に確保される「地域包括ケアシステム」の構築を目指している。同時に医療提供体制では、人口推計をもとに2025年に必要となる病床の機能分化と連携を進め、効率的な医療を実現する「地域医療構想」を推進している。

地域医療構想は、二次医療圏を基本に全国で341の「構想区域」を設定し、構想区域ごとに高度急性期、急性期、回復期、慢性期の4つの医療機能に対応した病床の必要数を推計している。

これは、急性期医療を中心に構築されてきたこれまでの医療提供体制を改め、医療によるケアと社会的なケアの連続性を確保する狙いがある。

キーワードは「連携」

薬局がこうした医療・介護を取り巻く環境変化と無関係に存在することはあり得ず、地域包括ケアシステムにどう関与していくかが大きな課題となる。

薬局が地域包括ケアシステムに関与するうえでは、「連携」がキーワードになる。今後も薬局が医療提供施設として存在するためには、病院、診療所、介護施設、地域包括支援センター、行政、患者・生活者等さまざまな機関や職種と連携し、協働することが必須となる。

調剤報酬でも「地域支援体制加算」や「かかりつけ薬剤師指導料」、さらに薬学管理料の「かかりつけ薬剤師指導料」「服用薬剤調整支援料2」「調剤後薬剤管理指導加算」など連携を重視した項目設定がなされている。2021年8月から施行される改正薬機法における薬局機能分類も含め、地域包括ケアシステムへの関与を想定した環境整備と位置付けられる。

ただ、在宅実績や多職種連携を要件とした地域支援体制加算の届出は、2020年4

月時点で約1万7000施設、全薬局の3割程度にとどまっており、対応の遅れが気がかりだ。

こうした状況を打破するために、薬局側から地域包括支援センターに出向く、ケア会議に呼んでもらうなどの働きかけが必須となる。自ら道を拓く能動的な対応が不可欠である。

顔の見える関係になることで、薬局の役割について再認識してもらう機会となり、医薬品の専門家として他職種の勉強会に招かれることもある。

病院における退院時カンファレンスも同様で、普段から薬剤部等を通じて顔の見える関係を築いておくことが重要だ。

すでに先進的な薬局では社内体制の整備と並行して外部への働きかけを強めており、薬局間の優劣も見え始めている。2025年まで残された時間は限られており、今からその対応を進める必要がある。

2040年社会保障給付費190兆円に耐えられるか

わが国の総人口は、2008年に1億2800万人でピークを迎え、その後は徐々に減少に転じている。国立社会保障・人口問題研究所によれば、「現状から2040年頃までの第1段階では、高齢者人口の増加、生産・年少人口の減少傾向、第2段階の2060年までは高齢者は維持・微減、生産・年少では減少傾向が続く。第3段階の2060年には総人口が8700万人、すべての年代で人口が減少する」とし、高齢化率のピークは2052年で35・6%と予測する。

2025年の次の節目となる2040年には、社会保障給付費は推計190兆円。現行の税収、保険料等の負担割合が変わらなければ、国と地方の税負担は76兆円に達する。現役世代は1・5人で1人の高齢者を支えることになり、給付と負担の割合を大幅に見直さざるを得ない。現役世代の就労意欲の維持、世代間格差の拡大も大きな課題となる。

労働力は外国人労働者やAI、ロボット等への依存度が高くなる。生産性の向上を図ることで人材不足を補い、適切な医療サービスの提供の実現を目指すことになる。

進行しつつある「データヘルス改革」

すでに厚労省は2019年度から医療、介護、個人の健康管理情報などのビッグデータを一元化し、これを基にAI解析などを加え、より実効性のあるサービス提供に活かす「データヘルス改革」に取り組んでいる。新型コロナウイルス対応もあり、その推進には一層拍車がかかる見通しだ。介護分野ではデータヘルス改革の一環として「科学的介護」の実現をテーマに、介護ロボットの活用、AI、ICT等の実用化の推進、タスクシフティングを担う人材育成等の改革プランが進められている。

外来機能についても、医療機関間の適切な役割分担のため、大病院の外来は紹介患者を中心とし、一般的な外来受診はかかりつけ医に相談することを基本とするシステムの普及、定着を図ることとされており、こうした医療提供体制の構築に合わせて、患者が地域において医療を受けることが多くなると想定される。こうした中で、薬局についても中長期的な対応として、門前薬局から地域薬局への転換など、身近な日常生活圏域単位で患者・生活者を支える体制を構築することが求められる。

懸念される限界集落の増加

一方、最も懸念されるのは、人口減少とともに地方での過疎化が進むことである。集合体の半数以上が高齢者で、共同体としての機能を維持できなくなる限界集落が各地に生まれることが想定されている。

総務省の調査によると、全国の集落数6万3156のうち、「10年以内に消滅」は454、「いずれ消滅」は2743と推定されている。また1799の地方自治体の半数にあたる896自治体が消滅する可能性があるとの試算（日本創成会議）もあり、大都市の一極集中と過疎化の一層の進行が懸念材料である。

こうした地域では、「日々の食料など、生活に必要な物資の確保」「病院、商業店舗、役場など公共施設などへの移動手段の確保」「医療、福祉サービスの確保」等が困難になることが指摘されている。そのためには、それぞれの地域の実情にあった手法による、持続可能な仕組みづくりが必要になり、地域包括ケアシステムについても、地域の特性に合わせたシステムの再構築が迫られることになる。

表21　2040年問題で想定されること

○総人口約1億1,000万人
85歳以上人口が約3割を占める
○現役世代の減少が顕著
2015年 ➡ 2040年　▲1,750万人
○首都圏と地方の人口均衡が限界に達する
・東京都2015年1,351万人 ➡ 2040年1,376万人に増加
・1,799自治体のうち896自治体が消滅の危機
○社会保障給付費総額2018年121兆円 ➡ 2040年190兆円
（医療1.7倍　介護2.4倍　年金1.3倍）　GDP比24%
（ベースライン）
・税負担約80兆円（国＋地方）の確保は極めて困難
・社会保障費の給付と負担の再再再度の見直し不可避
○経済＝外国人労働者、生産性の向上、ビッグデータ活用
・AIの導入等により医療、介護従事者の効率化が不可避
・2040年の必要従事者1,065万人を935万人（2025年度と同等）に抑制
○薬局の存在価値はどうなる？
・対物業務の効率化・機械化、対人業務の充実、箱出し調剤、調剤報酬簡素化へ
・健康寿命延伸への貢献

2　薬局の再編淘汰と薬剤師過剰問題

処方箋発行の限界が見えてきた

２０１８年度の薬局数は５万９６１３、２０１９年度は６万１７１施設で、６万の大台を越えた。

この薬局数の多さは、１９７４年の分業元年以降、医薬分業の進展とともに調剤特化型の〝調剤薬局〟が増加したことによる。

薬局数はコンビニエンスストア数と比較されることが多いが、日本フランチャイズチェーン協会によると、２０１９年12月末の全国のコンビニ店舗数は５万５６２０店で初めて前年対比で減少に転じた。

コンビニの店舗数が減少したのは、加盟店1店あたりの売り上げが伸び悩むようになり、大手各社が新規出店を抑制する方向にかじを切ったためだ。出店を増やして売り上げを伸ばすビジネスモデルは転換期を迎えている。薬局もまた然り、である。

表22　投薬対象患者数　処方箋枚数の推移

年	投薬対象患者数	増減	処方箋枚数	分業率
2019	1,091,449,013	▲0.6	818,026,214	74.9%
2018	1,098,002,266	▲0.4	812,288,671	74.0%
2017	1,103,849,956	▲1.0	803,855,677	72.8%
2016	1,115,074,881	▲0.9	799,291,669	71.7%
2015	1,125,758,434	▲0.3	788,183,750	70.0%
2014	1,128,926,033	▲0.7	775,584,886	68.7%
2013	1,138,403,732	▲0.8	763,033,967	67.0%
2012	1,147,352,420	▲0.08	758,875,552	66.1%
2011	1,148,156,107	▲0.6	746,887,201	65.1%
2010	1,155,340,660	--	729,393,917	63.1%

出典：「医薬分業の動向」（日本薬剤師会）をもとに筆者作成

その理由としては以下のようなことが想定できる。

第1に分業率が70％を超え、処方箋枚数が8億枚を超えている現状では、今後の伸びは期待できないことは明白である。

外来の投薬対象患者数と処方箋枚数の経年変化を見ると、投薬対象患者数は明らかに減少傾向を辿っている。高齢化の進行で医療・介護ニーズの増大が予想されているものの、総人口の減少からトータルでは患者数の減少が続いている（表22）。

こうした傾向から、今後の処方箋発行可能枚数を推計した。外来の投薬対象患者数は多く見積もっても約11億人（延数）。仮に分業率が

表 23　処方箋発行可能枚数と残存処方箋枚数

処方箋発行可能枚数（推定）

分業率（受取率）	処方箋枚数
100%	11 億枚
90%	9 億 9,000 万枚
80%	8 億 8,000 万枚
74.9%（2019 年度）	8 億 1,800 万枚

残存処方箋枚数（推定）

100%分業率	2 億 8,200 万枚
90%分業率	1 億 7,200 万枚
80%分業率	6,200 万枚

１００％になったとしても残りの処方箋発行可能枚数は2億８２００万枚、分業率90％で1億７２００万枚、80％の場合は６２００万枚となる。つまり、処方箋調剤の量的限界が見えてきたことになる（表23）。

典型的な例は、かつて分業先進地域といわれた秋田県で見られる。２００９年から２０１９年までの10年間で投薬対象患者数は１７４万人も減少、処方箋枚数も43万枚減少した。しかし分業率は77・8％から88・9％まで11・1ポイントも上昇した。

全体的に人口が減少する中で高齢化が進行し、受療率が上がったために分業率自体は高くなるという現象である。今後、地方を中心に過疎化が進行すれば各地で同様の現象が起こることが予想される。

第2には、調剤報酬の引き上げが見えてこないことである。かつては医薬分業を進展させるために調剤報酬で政策誘導を行ってきた経緯があるが、医療保険財政のひっ迫、分業を巡る厳しい批判もあり、調剤報酬に関しては極めて難しくなるであろう。

２０２０年度改定では調剤料の日数倍制が廃止されたが、激変緩和の意味もあり、小幅な改定にとどまった。しかし今後は、対物業務に対してはさらに減額され、対人業務についても、体制整備ではなく、アウトカムが求められる。その上複雑化した調剤報酬体系の見直しも想定され、安易な調剤ビジネスは通用しない時代を迎える。

第3には薬局の再編が加速することである。分業の黎明期から発展期にかけて各地に輩出した薬局は代替わりの時期を迎えている。国のバックアップがあった創業時と今日とでは薬局を巡る環境が大きく変わっており、創業者の成功体験が通用しない時代に入っている。今後はＩＴ化や人材育成などの投資が一層求められる中で、薬局譲渡などのＭ＆Ａも活発化する。新型コロナ禍がそれに拍車をかけた状況もあり、薬局の再編淘汰は必至の情勢にある。

薬剤師過剰問題と今後の薬剤師のあり方

薬剤師数は２０１８年時点で31万人、そのうち薬局薬剤師が18万人で全体の58%を占める。他の医療施設従事者数がほぼ横ばいで推移しているのに対し、薬局薬剤師数は分業の進展とともに増加傾向を示してきたことが特徴である。

これは薬局薬剤師業務が主として外来調剤に偏重していた時代背景によるもので、今後は対物業務から対人業務へのシフト、医療・介護関係職種、行政等との連携、非薬剤師の活用、地域密着の健康管理機能など、薬剤師に求められる資質は変貌を遂げざるを得ない。

薬剤師自身には薬剤師免許取得後の自己研さん、また薬局経営者には人材育成のための教育体制が求められる。

このような時代のニーズに対応するために、薬剤師の将来需給や薬剤師のあり方を検討する厚労省の「薬剤師の養成及び資質向上等に関する検討会」が２０２０年７月から議論を開始した。

表 24　大学進学者数、薬科大学定員数、国家試験合格者数

年	18 歳人口	大学進学者数	薬科大学定員数	薬剤師国試合格者数
1998	162 万	59 万	7,720	8,387
2003	146 万	60 万	8,575	8,802
2008	124 万	61 万	12,170	10,487
2013	123 万	61 万	11,505	8,929
2017	120 万	63 万	11,408	9,479
↓				
2040	88 万（推計）	51 万（推計）		

出典：薬剤師養成資質向上検討会資料より作成。18 歳人口、大学進学者数の推計は、「2040 年に向けた高等教育のグランドデザイン（答申）」（2018 年 11 月文科省中央教育審議会）より引用

地域包括ケアシステムにおける薬剤師の役割、「患者のための薬局ビジョン」で指摘された「かかりつけ薬剤師・薬局」の推進、改正薬機法への対応などが喫緊の課題となる中、今後の薬剤師の養成や資質向上等に関する課題について検討するものだ。

検討会は、２０２１年度に薬剤師需給調査の結果を踏まえて、今後の薬剤師のあり方等の取りまとめを行う。

その際、地域医療、チーム医療への貢献と調剤業務のＩＴ化、機械化等を踏まえた新たな薬剤師像が議論される見通しであり、調剤を主とした従来の薬剤師像は一変する可能性が高い。

なお、現状投影でも２０４３年度には需要総数

40万人に対して供給総数が40・8万人と8000人程度の過剰になるとの見通しもある。

これは2018年度厚生労働科学研究の一環として行われた薬剤師の需給予測結果によるもの。処方箋調剤に必要な人数を機械的に推計したもので、対人業務へのシフトや非薬剤師による業務を容認した0410通知「調剤業務のあり方について」などは考慮していない。

薬局数や処方箋枚数がこれまでのように右肩上がりで推移することは考えづらい状況であり、他職種とのコミュニケーション、情報共有、個別対応の対人業務、身近な健康相談等に応じられる幅広い健康管理機能などが求められる時代に移っている。

薬剤師免許があれば安泰だった時代は過ぎ去り、薬剤師としてどのようなスキルを持っているかが問われる時代に入ったと言える。

3　薬局のマーケティングとブランディング

薬局経営とマーケティング

これまで薬局、とくに調剤を主とする薬局にとって、マーケティングはほとんど必要なかったと言える。薬局にとって重要だったことは、処方箋を発行する近隣の医療機関との関係であり、医療機関に近いという好立地が安定的な薬局経営を保証してきたと言っても過言ではない。

人材確保やシステム化による業務の効率化、あるいは事業規模を背景とした医薬品購入のうえでは大手薬局チェーンが優位に立つが、中小薬局や個店レベルでも門前立地で近隣の医療機関と良好な関係を保つことで経営は維持できた。

保険調剤という形で近隣の医療機関の処方箋を受け入れることで、収益を100％回収することができ、技術料と薬価差を合わせれば30％を超える粗利益が生まれる。薬局が制度依存型経営と指摘される所以であり、この点が他の小売業と大きく異なる。

スーパーマーケットやドラッグストアは、開業の際、出店エリアの人口構造、地域特性、所得水準、競争関係等を考慮して、訴求ポイント、品ぞろえや価格戦略を決定する。一般の小売業はこうしたマーケティング活動が企業の盛衰を決定づける。

一言で表現すれば「お客様のニーズに合ったモノやサービスを生み出し、売れる仕組みづくりのための活動」が不可欠である。当然、顧客の支持が得られなければ、あるいは競合店よりも劣勢に立てば撤退を余儀なくされる。こうした厳しい環境にあるからこそ、合従連衡を繰り返し、現在のような大手中心の産業構造が形成されてきた。

しかし、対物業務から対人業務へのシフト、オンライン診療の恒久化、ビッグデータ活用による診療情報の共有化等々が加速度的に進行する状況下では、門前薬局の〝距離の利便性〟は意味を失う。意味があるとすれば、2021年8月から施行される改正薬機法の「専門医療機関連携薬局」など高度医療を担う医療機関と連携し、高度な薬物療法のための医薬品を提供する薬局に限定される。多くの薬局は地域に根差し、外来調剤、在宅医療、健康管理機能を発揮することが求められ、そこでは患者・地域生活者あるいは他職種、関係機関に対するマーケティングの手法が必要になる。

薬局のブランディング

これまで薬局においてはマーケティングと同様、ブランディングは必要とされていなかった。ブランディングとは、一般的に企業のマーケティングにおいて、顧客に対して価値のあるブランドを作ること、そうした活動のことを指す。

さまざまな商品・サービスの中で自社の製品を他社の製品と区別することを目的とした名称やシンボル、デザイン、それらの組み合わせによって、商品やサービスに満足しリピーターになってもらう活動である。薬局においては〝かかりつけ化〟の取り組みがブランディングということもできる。マーケティングが売り手側（この場合は薬局）の立場から商品戦略に基づいて売れる仕組みづくりを行うのに対し、ブランディングは顧客（患者や地域生活者）視点から欲求や潜在意識に訴える手法。「私のかかりつけはこの薬局」というオンリーワンの意識を持ってもらうことが重要になる。

保険調剤の収益は調剤技術料と薬剤料で成り立っているが、薬剤料は薬価という公定価格で決まっており、調剤技術料は行為ごとに調剤報酬点数表で決まっている。調剤薬局が調剤報酬を算定する場合には、厚労省が定めた算定要件を満たすことが必要であるが、これは法令に基づく通知等で示されており、いわば公知の事実である。

したがって保険調剤に限定する限り、ブランディングが入り込む余地はない。大手の薬局チェーンがM＆Aでグループに取り込んでも、店舗名をすぐチェーンの名称に変更しないのはチェーンのブランド力が収益に結びつかないことも一因である。

しかし、今後の薬局のあり方を考えた時、健康問題のファーストアクセスの場としていつでも立ち寄ってもらえるかかりつけ薬局となるためには、当該薬局の強みや想いを伝え、それを顧客である患者や生活者に理解してもらう必要がある。

調剤市場の限界が近づく中では、医療、介護、健康管理、生活支援等に関して、頼れる存在としてのブランド力を高めることが重要になる。そのためには、これまでの「処方箋がないとは入れない」という画一的な薬局のイメージを脱却し、薬局の個性を打ち出すことである。個性とはコンセプトであり、強みでもある。結果としてコンセプトに共鳴した顧客が集まり、処方箋患者以外の集客につながり、スタッフと顧客の距離感が近づく。固定ファンの口コミでさらに広がるという好循環をもたらす。

4　薬局と薬剤師の将来

調剤報酬は簡素化の方向へ

調剤報酬は、国の分業推進策に誘導されながら幾多の変遷をたどってきた。戦中の１９４３年（昭和18）当時はほとんど院外処方箋が発行されていない状況だったが、技術料は調剤料とそれに付随する加算だけであり、調剤行為に対する手間賃的な位置づけだった。医科の初診・再診料に相当する調剤基本料が新設されたのは１９７２年（昭和47）である。

日本医師会が医薬分業を決意し、国が分業推進に舵を切った１９７４年10月には、医科の処方箋料を5倍に引き上げ、調剤基本料は倍の２００円に引き上げられた。その後、分業推進モデル地区事業などを展開する一方、医療機関から薬を手放しやすくするために薬価の大幅引き下げなどを敢行した。

現在の薬学管理料に相当する特掲技術料が新設されたのは１９８３年、薬歴管理料は

1986年である。

この間、国の分業推進策は処方箋発行促進と受け入れ体制整備の時代を経て、医療の質向上、安心・安全で最適な薬物療法の実現の方向に舵を切る。

こうした変遷を経て、現在の調剤報酬体系が形づくられているが、結果として極めて複雑かつ細分化された体系になってしまったことは否めない。さらに医療費財源を巡る環境も厳しくなり、調剤業務についても体制整備よりも結果が求められる時代になってきた。

分業率が74％を超え、すでに量的には当初の目標としてきた水準に到達してきた今日、調剤報酬は簡素化の方向に向かわざるを得ない。

加えて、対物業務に関しては、品質の保証を前提に、非薬剤師の活用のほか、ロボット化や機械化で省力化し、その作業を対人業務に振り向ける流れができつつある。もちろん、薬剤師は医薬品の供給管理責任を負う立場にあり、患者に品質の保証された医薬品を供給する責務がある。その場合でも対物業務の作業そのものについて薬剤師が行う必要度は低く、薬剤師は管理監督責任を明確にすることで足りる。

また、パッケージ化した箱をそのまま患者に渡す「箱出し調剤」についてもいずれ実現する可能性もある。

すでに2012年には、小包装製品の箱出し調剤の有用性を検討するタイムスタディが上田薬剤師会会員薬局で、ジェネリックメーカー（後発医薬品企業）の協力を得て行われており、その結果、全調剤時間の中で調剤時間が1分以上有意に短縮したことが明らかになっている。

2017年にまとめられた「新たな医療の在り方を踏まえた医師・看護師等の働き方ビジョン検討会報告書」でも「欧米では既に主流となっている箱出し調剤の有用性を検証し、移行していくべきである」との意見をまとめている。

さらに改正薬機法では、2021年8月までに医薬品、医療機器等にバーコードを表示することが義務付けられる。これにより、トレーサビリティの構築が可能となり、物流や医療現場での活用が期待される。こうした流れも箱出し調剤を実現する環境整備を後押ししている。

医療のデジタル化で薬局機能が変わる

日本の医療供給体制は、人口構造の変化とＩＣＴの進化によって大きく変化しようとしているが、それを加速させているのが新型コロナウイルスの感染拡大である。

不要不急の受診抑制の影響もあり、患者数の減少が続いている。患者動向はコロナ禍以前に戻る可能性は低く、医業経営を圧迫していている。国が進める病院の再編・統合、地域医療構想、医師の働き方改革などは加速する可能性がある。

これに対して薬局はどうか。これまでもＯＴＣ薬を含む服用薬の一元的・継続的管理を通じた重複服薬や相互作用の防止、残薬対応やポリファーマシー対応など、対人業務へのシフトが求められてきたが、全体としては立地依存の対物業務から抜け切れていない状況がある。コロナ過では病院の再編・統合に加え、モチベーション低下から廃業に踏み切る開業医も出てきている。薬局にとって門前の立地そのものが消滅する可能性もある。

最も大きな理由はオンライン診療によって、患者には「どこでもドア」的な受診環境が生まれてきたことだ。勢い、処方薬を受け取る場所も門前薬局である必要はない。住まいや職場の近くで自分に合った薬局をかかりつけにする風潮が出てくる。

同時に官民挙げてのデジタル化が急速に進み、とくに医療の分野ではビッグデータの活用によって薬局の業務そのものが変わる可能性がある。

２０２１年３月からは健康保険制度でのオンライン資格確認がスタートし、特定健診情報や薬剤情報（２０２１年10月以降）が閲覧できるようになる。

厚労省はオンライン資格確認を今後のデータヘルスの基盤と位置付けており、データヘルス集中改革プランの中で、今後２年間で、全国的な医療情報の共有、電子処方箋の活用、被保険者自身の保健医療情報を活用できる仕組みなどを進める計画だ。

これらの仕組みが構築された暁には、重複服薬や相互作用等のチェックをはじめとする薬局業務のあり方が大きく変わる可能性がある。

コロナ禍とともにデジタル化により、薬局機能そのものの変革が求められることになる。薬局はこれをアゲインストと捉えずにむしろ本来のあるべき薬局像への転換のための追い風と受け止め、前向きに取り組む姿勢が必要だろう。

薬剤師の業務拡大の可能性はあるのか

国家のあり方や経済活動、生活様式等は時代の変遷に応じて変わっていく。社会・経済環境、ＩＣＴの進歩、国民の価値観等に左右される。医師とそれを取り巻く医療従事者との関係も、医療提供体制やＩＣＴの進歩等とともに変化する。

看護師の世界では、最近になって一定の研修を受講した看護師は医師の指示なしで医療補助行為ができる特定看護師が制度化された。

アメリカでは、初期症状の診断、処方、投薬一定レベルの診断や治療などを行うことが許されるナース・プラクティショナー（上級看護師）制度がある。欧米には、薬剤師によるインフルエンザの予防注射を認めている国も少なくない。

政府は医師の偏在、過剰労働等が課題とされている中、一部業務について他職種に移管できる体制を構築する方針であり、放射線技師、臨床検査技師関係職種の業務範囲の拡大のための法整備を急いでいる。

ただ、これらの措置はあくまでも医療機関における措置であり、薬局薬剤師に関しては、蚊帳の外の状態だ。

日本における薬剤師の業務拡大を考える際に重要なことは、医療関係職種や国民に薬局薬剤師の存在価値を認めてもらえるようなアウトカムを示すことである。すなわち薬剤師の職能を通じて国民の健康や医療に貢献している姿を目に見える形で示すことである。

そのためには単なる処方箋の下請け的な立場にとどまらず、国民の日常健康管理はもちろん、多職種連携によって業務の効率化や改善に寄与し、医療の質向上に資することが求められる。

このことを前提として、改めて薬剤師の業務拡大の可能性について触れてみる。

リフィル処方箋議論

リフィル処方箋とは、1枚の処方箋を一定の回数以内で繰り返し反復利用できる制度で、患者は初診の場合以外はリフィル処方箋により、薬局で調剤してもらうことができる仕組みである。この間は薬剤師によるモニタリングが必須とされ、リフィル期間中であっても受診の必要があると認めた場合には、受診勧奨を行う。広く欧米で採用されていることから、日本での導入を望む声も少なくない。

リフィル処方箋の効用としては、慢性疾患など長期間の服用が必要な患者に対して再診の手間が省け、医療費軽減や医師の業務軽減が期待できる。また医師の偏在や過剰労働が指摘される中で、急増する医療ニーズに応えることは極めて困難であり、医師は診断と治療方針決定を、薬剤師は正確な調剤とその後の経過観察を踏まえた前回処方の妥当性評価を行うことで、より質の高い薬物治療が可能になるなどメリットは少なくない。

リフィル処方箋の議論は以前から行われている。例えば、2010年にまとめられた厚労省の「チーム医療の推進に関する検討会報告書」や2014年と2017年の経済財政諮問会議等で「検討すべき」との文言が繰り返し記載されている。

しかし、診療報酬を審議する中医協の場ではリフィル処方箋に関しては医師会側が一貫して反対の立場をとっており、現在もその構図は変わっていない。

問題は、現状の薬局調剤に対する批判が解消されないまま、新たな権限を付与することに対する反発が、とくに医師側に強いことだ。

リフィル処方箋制度は、処方薬交付時だけでなく、服薬期間中の患者ケアは薬剤師が責任を負うことになる。服薬状況、症状の変化、副作用発現の兆しなどをフォローし、必要に応じて医師への受診を勧奨することになるため、薬剤師による薬学的判断能力が問われる。

こうした状況を勘案すれば、リフィル処方箋導入のためには、服薬期間中のフォローや多職種連携などを通じて患者や他の医療者への信頼を勝ち取り、「薬剤師に任せればば安心」という環境を整えることが先決と言える。そうした状況が生まれればリフィル処方箋への機運はおのずと高まる。

テクニシャン導入と薬剤師業務

日本におけるテクニシャン導入議論は、いわゆる「0402通知」（調剤業務のあり方について：2019年、厚労省医薬・生活衛生局総務課長通知）で、一定の風穴が開いた。

同通知は、薬剤師の最終責任のもとで非薬剤師が行える業務と調剤業務に当たらないとして、非薬剤師が行える業務を整理したものである。

これによって少なくとも「調剤室内の業務はすべて薬剤師自ら行うべきもの」とする概念は払拭された。

以前から薬局には自動分包機、ピッキングマシン、調剤監査システムなどの調剤機器が導入されており、「機械がやるのはいいが、人間はだめ」という不合理な状況があった。しかし、今回の通知により、非薬剤師が関与できる範囲が明確になった。その意味は大きい。

とはいえ、0402通知は薬剤師と非薬剤師の業務の範囲を示しただけであり、欧米のような資格者としてのテクニシャン制度とは次元が異なる。

ただ、対人業務へのシフト、とくに服薬期間中のフォローアップや多職種連携など、薬剤師が行うべき業務範囲が広がっており、過剰な業務負担を軽減することに加え、薬局経営のうえでも、とくに調剤室内の対物業務は省力化、効率化は避けられない。

時代の趨勢からして、テクニシャン制度については、規制改革会議や経済財政諮問会議等で再燃する可能性がある。

その場合、「調剤しかできない」「調剤しかやらない」薬剤師は不要な存在になりかねない。

テクニシャン問題は、薬剤師のスキルが問われることになることも心すべきだろう。

日本型CDTM

CDTM(Collaborative Drug Therapy Management)とは、医師の診断を前提として、薬剤師と医師が合意した治療プロトコルに基づき、薬剤師が主体的に薬物治療管理を行うものと理解されている。

1970年代後半からアメリカで育ってきたCDTMは、薬物治療の質と費用対効果を高め、なおかつ医師の負担軽減につながるなど、顕著な医療への貢献が認められている。

ただ、アメリカの制度をそのまま導入することには無理があると考えられており、病院薬剤師を中心に日本型CDTMのあり方が検討されている。

この考え方は地域完結型医療を目指す日本において、慢性疾患患者や在宅における患者ケアに応用される可能性もあり、薬局薬剤師にとっても他山の石ではない。

日本でCDTMが注目を集めたのは、厚労省医政局長が2010年に発出した通知「医療スタッフの協働・連携によるチーム医療の推進について」である。

通知では、薬剤師を積極的に活用することが可能な業務の一つとして「薬剤の種類、投与量、投与方法、投与期間等の変更や検査のオーダについて、医師・薬剤師等により事前に作成・合意されたプロトコルに基づき、専門的知見の活用を通じて、医師等と協働して実施すること」と記載されている。

患者の継続的なファーマシューティカルケアは薬剤師に課せられた業務であり、副作用発現を未然に防止することが使命である。

今後は、在宅医療において薬剤師がバイタルサインをチェックし、患者の状態を継続的にモニタリングし、日本型CDTMとして慢性疾患の薬物治療を実施することになる、そんな絵姿が見えてくる。

改正薬剤師法、改正薬機法で義務化された「服薬期間中のフォローアップ」は、患者の状態を継続的にモニタリングすることであり、将来の日本型CDTMにもつながる可能性がある。

あるべき薬局像と開設者の責務

日本における医薬分業は、独自の歩みを続けてきたといえる。欧米には、そもそも医薬分業の概念自体がなく、医と薬が互いにそれぞれの分野で責任を持つという基本認識があり、薬剤師は医薬品に関して責任を負う立場が当たり前になっている。

日本では、明治以降の調剤権を巡る医師と薬剤師との業権争いが長く続いてきた。1974年に至り、日本医師会が「医師の報酬体系を技術料中心に変える」ことを決断、時の厚生大臣がこれを歓迎する談話を発表するなどして、医薬分業が陽の目を見ることになる。

ただし、使用も含めて医薬品に責任を負うという意識よりも、調剤権を獲得することに重心が置かれたために、医薬品を交付する場所が医療機関から薬局に変わっただけという形式的分業に陥ったきらいは否めない。

すなわち、「医薬分業＝調剤」という形態に矮小化されたまま進展したために、それが調剤ビジネスとして成り立つ環境を生み出した。医療機関の近隣に開設する調剤特化型の門前薬局であり、欧州のように開設制限がないためにチェーンによる規模の拡大も招いた。

その一方、薬歴管理に見られるように日本ならではの、きめ細かいサービスも生まれるなど独自の進化を遂げてきた。

欧州と日本の薬局は歴史的背景が異なり、同一には論じられないが、すべての医薬品の供給に関して責任を負う立場に違いはない。いずれにせよ、今日問われているのは薬局の機能から見た日本型医薬分業の是非である。

薬局が医療法人ではなく、民間営利企業でありながら、医療保険制度の枠組みで公的資金によって賄われている社会的責任をどう捉えるかである。

薬局経営者には、そうした社会的責任を踏まえ「患者・生活者のための薬局」を実現するための理念、ビジョン、行動計画が求められる。

コラム④　ご近所の薬局の役割、再認識

コロナ禍にあって、「初めて来局する患者が増えた」という日刊紙の投稿（読売新聞2020年6月25日付）を目にした。特例的なオンライン診療・服薬指導が容認されたこともあり、受診した医療機関の門前ではなく、住まいの近くにある薬局で調剤してもらう患者が増えたという趣旨である。

当該薬局にとってはそれまで縁のない医療機関からの処方箋だったため、在庫がない医薬品の処方や、慣れない配送で戸惑うこともあったようだが、「近くで薬をもらうことができて助かった」という患者の声に「苦労も気にならない」と実感したようだ。

患者の受診抑制は一時ほどではないにせよ、今後も続くと見なければならないだろう。オンライン診療の恒久化の動きとも併せ、「かかりつけ薬局」の重要性が患者の中にも認識されつつある。これまでも多くの薬局がかかりつけ化を目指して取り組んできたとは思うが、コロナ終焉の兆しが見えない今こそ、かかりつけ化の取り組みをアピールする好機と捉えたい。

おわりに

本書では、ポストコロナ時代における、「薬局のニューノーマル」について掘り下げた。その意図するところは、「国民のための薬局」としてのあるべき姿である。

薬局は「医療提供施設」であり、国民の健康に責任を負う立場である以上、「国民のための薬局」を目指すのは当然であるが、残念ながら現状の薬局とあるべき姿とのギャップは大きい。

1974年の分業元年以降、各地に調剤特化型の門前薬局が出現し、それが薬局の原風景となっている。外来処方箋を効率的に受け入れるための方策とはいえ、国民の目から見ればどの薬局も画一的、没個性的であり、そこに質的な違いやサービス内容を見分けることはできない。

これは医療の質向上や良質で効率的な薬物療法の実現という医薬分業の本質を追求するよりも利便性、効率性を優先してきた結果であり、昨今の調剤薬局批判もこの点に集約される。

しかし、こうしたぬるま湯的な薬局形態は終焉の時期を迎えている。総人口減少と少子・高齢化が同時に進行し、医療・介護ニーズが急増する中、医療提供体制のあり方や人材不足、地域格差等の問題が大きな課題となっている。

当面、2025年を控え、医療機能の分化と連携を進める「地域医療構想」と医療・介護・生活支援を一体的に進める「地域包括ケアシステム」の構築への対応が課題であり、その過程ではビッグデータ活用やAI活用による効率化なども一挙に進展することになる。

こうした中にあって、薬局が発揮すべき機能と役割は何か――。

対人業務へのシフトや医療・介護関係職種との連携はもちろん、薬局の業務形態も医療機能の分化と連携に対応したスタイルへと変化する必要があるだろう。画一化された調剤薬局の姿ではなく、医療機能や地域特性に応じた個性（特徴）ある薬局の登場が期待される。

当然のことながら、外来の処方箋を受け入れ、調剤のみに特化してきたこれまでの業務形態では社会の支持を得ることは難しく、あえて厳しく言うならば存在価値そのものが失われる可能性もある。

２０２１年8月からは、薬機法改正で規定された「薬局機能分類」が施行される。「患者のための薬局ビジョン」で示された、かかりつけ薬剤師・薬局機能を整備した「地域連携薬局」と高度薬学管理機能を有する「専門医療機関連携薬局」である。これは今後の医療提供体制を見据えた中での薬局の絵姿と見ることができる。

患者、生活者の目からは健康サポート薬局も含め、一定の機能を有する薬局と一般の薬局が共存することになり、選択の幅が広がる。

コロナ禍は、長年の課題解決に向けた取り組みを加速度的に進める作用をもたらした。薬局も今が変革の時であり、「この機を逃せば後はない」という覚悟が必要だ。今こそ薬局の底力を発揮すべき時であることを強く訴えたい。

一般社団法人 次世代薬局研究会２０２５代表理事　藤田 道男

藤田 道男（ふじた みちお）

医薬ジャーナリスト
（一社）次世代薬局研究会2025 代表理事
1972年 中央大学法学部卒業。（株）薬業時報社（現（株）じほう）編集局勤務、取材記者を経て、各種媒体編集長を歴任。
2010年 次世代薬局研究会2025を設立、2012年 一般社団法人の認可取得。
著書 『薬局業界の動向とカラクリがよ～くわかる本』（秀和システム）、『「残る薬剤師」「消える薬剤師」』（財界展望新社）、『2025年の薬局・薬剤師』（じほう）、『全国かかりつけ薬局50選』（共著、じほう）。

評言社 MIL 新書 Vol.006

ポストコロナ時代の薬局ニューノーマル

2021 年 4 月 28 日　初版　第 1 刷　発行

著　者　　藤田 道男
発行者　　安田 喜根
発行所　　株式会社 評言社
　　　　　東京都千代田区神田小川町 2-3-13 M&C ビル 3F
　　　　　（〒 101-0052）
　　　　　TEL 03-5280-2550（代表）　FAX 03-5280-2560
　　　　　https://www.hyogensha.co.jp
企画制作　株式会社 エニイクリエイティブ
　　　　　東京都新宿区四谷 1-3 望月ビル 3F（〒 160-0004）
　　　　　TEL 03-3350-4657（代表）
　　　　　http://www.anycr.com
印　刷　　中央精版印刷 株式会社

ISBN978-4-8282-0722-3 C3247
定価はカバーに表示してあります。
落丁本・乱丁本の場合はお取り替えいたします。